DEPRO

DEPARTAMENTO DE DEFESA
PROFISSIONAL DO COLÉGIO
BRASILEIRO DE CIRURGIÕES

EDITORES

DEPARTAMENTO DE DEFESA PROFISSIONAL

TCBC Roberto Saad Junior

TCBC Everson Luiz de Almeida Artifon

TCBC Marcio Botter

TCBC Roger Beltrati Coser

PRESIDENTE NACIONAL DO COLÉGIO BRASILEIRO DE CIRURGIÕES

TCBC Luiz Carlos von Bahten

DEPRO
DEPARTAMENTO DE DEFESA PROFISSIONAL DO COLÉGIO BRASILEIRO DE CIRURGIÕES

São Paulo

2023

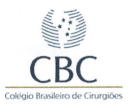

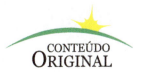

©TODOS OS DIREITOS RESERVADOS À EDITORA DOS EDITORES LTDA.
©2023 - São Paulo
Produção editorial: *Villa*
Capa: *MKX*

Dados Internacionais de Catalogação na Publicação (CIP)
(Câmara Brasileira do Livro, SP, Brasil)

DEPRO - Departamento de defesa profissional do colégio brasileiro de cirurgiões / editores Roberto Saad Junior... [et al]. -- São Paulo : Editora dos Editores, 2023.

Outros editores: Everson Luiz de Almeida Artifon, Marcio Botter, Roger Beltrati Coser, Luiz Carlos von Bahten.
Vários colaboradores.
Bibliografia
ISBN 978-85-85162-76-4

1. Cirurgiões - Formação profissional 2. Direito médico 3. Medicina como profissão 4. Médicos - Formação profissional 5. Médicos - Honorários I. Saad Junior, Roberto. II. Artifon, Everson Luiz de Almeida. III. Botter, Marcio. IV. Coser, Roger Beltrati. V. Bahten, Luiz Carlos von.

23-162497   CDD-610.69

Índices para catálogo sistemático:

1. Médicos : Formação profissional 610.69

Eliane de Freitas Leite - Bibliotecária - CRB 8/8415

RESERVADOS TODOS OS DIREITOS DE CONTEÚDO DESTA PRODUÇÃO.
NENHUMA PARTE DESTA OBRA PODERÁ SER REPRODUZIDA ATRAVÉS DE QUALQUER MÉTODO, NEM SER DISTRIBUÍDA E/OU ARMAZENADA EM SEU TODO OU EM PARTES POR MEIOS ELETRÔNICOS SEM PERMISSÃO EXPRESSA DA EDITORA DOS EDITORES LTDA, DE ACORDO COM A LEI Nº 9610, DE 19/02/1998.

Este livro foi criteriosamente selecionado e aprovado por um Editor científico da área em que se inclui. A *Editora dos Editores* assume o compromisso de delegar a decisão da publicação de seus livros a professores e formadores de opinião com notório saber em suas respectivas áreas de atuação profissional e acadêmica, sem a interferência de seus controladores e gestores, cujo objetivo é lhe entregar o melhor conteúdo para sua formação e atualização profissional.

Desejamos-lhe uma boa leitura!

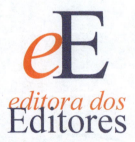

EDITORA DOS EDITORES
Rua Marquês de Itu, 408 — sala 104 — São Paulo/SP
CEP 01223-000
Rua Visconde de Pirajá, 547 — sala 1.121 — Rio de Janeiro/RJ
CEP 22410-900

+55 11 2538-3117
contato@editoradoseditores.com.br
www.editoradoseditores.com.br

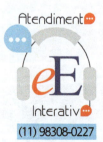

SOBRE
OS EDITORES

TCBC Roberto Saad Junior

Livre Docente do Departamento de Cirurgia da Faculdade de Ciências Médicas da Santa Casa de São Paulo.

Professor Titular da Disciplina de Cirurgia do Tórax.

Diretor de Defesa Profissional do C.B.C.

TCBC Everson Luiz de Almeida Artifon

Professor Livre Docente do Departamento de Cirurgia da FMUSP.

Professor Livre Docente do Departamento de Anatomia e Cirurgia da FMRP-USP.

Docente e Orientador Permanente do Programa de Pós Graduação do Departamento de Cirurgia da FMUSP.

Gestor em Saúde pela EAESP-FGV.

TCBC Marcio Botter

Professor Assistente – Doutor do Departamento de Cirurgia da FCM Santa Casa de São Paulo.

Chefe de Disciplina de Cirurgia Torácica da FCM Santa Casa de São Paulo.

TCBC Roger Beltrati Coser

TCBC, TCBCD.

Cirurgião do Aparelho Digestivo e Coloproctologista.

Colaborador da Disciplina de Coloproctologia do HCFMUSP.

Coordenador do Curso continuado de Cirurgia Geral do CBC-SP.

TCBC Luiz Carlos von Bahten

Professor Associado IV Depto. Cirurgia UFPR (Universidade federal do Paraná).

Professor Titular de Clínica Cirúrgica PUCPR(Pontifícia Universidade Católica do Paraná).

Fellow ACS (American College Surgeon).

Presidente Nacional em exercício do CBC (Colégio Brasileiro de Cirurgiões.

SOBRE
OS COEDITORES

TCBC Pedro Eder Portari Filho

Professor Adjunto de Cirurgia da Escola de Medicina e Cirurgia da Universidade Federal do Estado do Rio de Janeiro.

Chefe do Serviço de Cirurgia Geral do Hospital Universitário GFfree e Guinle – UniRio/EBSERH.

TCBC Flávio Daniel Saavedra Tomasich

Professor Associado IV do Departamento de Cirurgia da Universidade Federal do Paraná.

Coordenador da Disciplina de Técnica Cirúrgica e Cirurgia Experimental I e II do departamento de Cirurgia da Universidade Federal do Paraná.

Titular do Colégio Brasileiro de Cirurgiões. TCBC-PR.

2º Vice-Presidente Nacional do Colégio Brasileiro de Cirurgiões (2022-23).

Presidente da Comissão de Cirurgia Minimamente Invasiva e Robótica do CBC (2022-23).

Titular do Serviço de Cirurgia Geral do Serviço de Cirurgia do Hospital do Trabalhador.

TCBC Luiz Gustavo de Oliveira e Silva

Coordenador de Cirurgia Bariátrica e Metabólica do Hospital Federal de Ipanema. MS/RJ

Mestre em Cirurgia Abdominal pela URFJ.

Membro Titular do Colégio Brasileiro de Cirurgiões e da Sociedade brasileira de Cirurgia Bariátrica e Metabólica.

Fellow of the American College of Surgeons

TCBC Cleinaldo de Almeida Costa

Reitor da Universidade do Amazonas.

Doutor em Clínica Cirúrgica, pela Faculdade de Medicina da Universidade de São Paulo – FMUSP em 2008.

Titular do Colégio Brasileiro de Cirurgiões.

Título de especialista em Cirurgia Vascular pela SBACV/AMB em 2003.

Professor da Disciplina clínica Cirúrgica II – Cirurgia Vascular e Coordenador das Disciplinas de Cirurgia de Emergência e Trauma e de Telemedicina e Telessaúde da Universidade do Estado do Amazonas -UEA.

Membro do corpo Docente permanente do Programa de Pós Graduação strictu sensu em Cirurgia na modalidade Mestrado Profissional, da Universidade Federal do Amazonas.

Responsável pelo núcleo ATLS Manaus, Amazonas.

Membro da Sociedade Brasileira de Atendimento Integrado ao Trauma- SBAIT.

Membro da Sociedade Pan Americana de Trauma.

TCBC Gleydson Cesar de Oliveira Borges

Mestre em Cirurgia e Especialidades Cirúrgicas pela Universidade de Barcelona.

Mestre do Capítulo do Ceará do Colégio Brasileiro de Cirurgiões (2020-2021).

Membro Titular do colégio Brasileiro de Cirurgiões.

Membro Titular da Sociedade Brasileira de Cirurgia Minimamente Invasiva- Sobracil.

Membro Adjunto da Sociedade Brasileira de Cirurgia Bariátrica e Metabólica- SBCBM

Professor Titular e Coordenador do Internato do Curso de Medicina do centro Universitário Christus -UNICHRISTUS.

Coordenador do Serviço de Cirurgia Geral e do Aparelho Digestivo da santa Casa de Misericórdia de Fortaleza.

Roberto Queiroz Gurgel

Titular do Colégio Brasileiro de Cirurgiões.

Titular da Sociedade Brasileira de Cirurgia Oncológica.

Professor de Cirurgia da Universidade Tiradentes.

Chefe do Serviço de Cirurgia Oncológica do Unacon/FBHC.

Preceptor de Residência Cirúrgica do Hospital de urgência de Sergipe.

Ex Diretor de Defesa Profissional da AMB.

TCBC Alexandre Ferreira Oliveira

Vice Presidente Setor IV do CBC (MG, Bae ES).

Presidente da Sociedade Brasileira de Cirurgia Oncológica (SBCO)2019-2021, Doutor em Cirurgia pela USP.

Professor Associado de Oncologia da UFGF.

TCBC Leonardo Emilio da Silva

Mestre e Doutor em Cirurgia da Faculdade de Ciências Médicas da Santa Casa de São Paulo.

Professor adjunto da Faculdade de Medicina da Universidade Federal de Goiás.

TCBC Edivaldo Massazo Utiyama

Vice Presidente do Setor VI do CBC

Professor Titular do Departamento de Cirurgia da FMUSP.

TCBC Ricardo Breigeiron

Cirurgião Geral e do Trauma.

Professor Adjunto da Escola de Medicina PUCRS.

Membro Titular do CBC.

Membro Titular da SBAIT.

Coordenador da Residência em Cirurgia Geral e do Trauma -HPS PoA.

Preceptor de Residência e Cirurgia Geral e do Aparelho Digestivo do HSL- PUCRS.

Doutor em Clínica Cirúrgica.

TCBC Fernando Bráulio Ponce Leon P. de Castro

Membro Titular do Colégio Brasileiro de Cirurgiões.

Membro Titular da Sociedade Brasileira de Laparoscopia e Robótica (SOBRACIL).

Mestre em Ciências Cirúrgicas pela Universidade Federal do Rio de Janeiro (UFRJ).

Professor Substituto do Departamento de Cirurgia da Universidade federal do Rio de Janeiro.

Fellow of the American College of Surgeons.

TCBC Andréa Povedano

Mestre em Medicina (Cirurgia) pela Universidade Federal do Rio de Janeiro (UFRJ).

Doutora em Neurociências pela Universidade Federal do Estado do Rio de Janeiro (UNIRIO).

Professora do Departamento de Cirurgia Geral e Especializada da escola de Medicina e Cirurgia (UNIRIO).

Membro Titular do Colégio Brasileiro de Cirurgiões.

TCBC Hélio Machado Vieira Jr.

Cirurgião Geral.

Especialista em Cirurgia Geral.

Título em Área de Atuação em Cirurgia do Trauma pela AMB/CBC.

Membro Titular do CBC.

Membro Titular da sociedade Brasileira de Atendimento Integrado ao Trauma – SBAIT.

Fellow do American College of Surgeons.

Coordenador Médico do Centro de Trauma do CHN- Complexo Hospitalar de Niterói.

TCBC Guilherme de Andrade Gagheggi Ravanini

Professor Assistente do Departamento de Cirurgia da Escola de Medicina e Cirurgia – UNIRIO.

Mestre em Medicina- UNIRIO.

Especialista em Cirurgia Geral pelo CBC.

Especialista em Cirurgia Oncológica peça SBCO.

TCBC Ramiro Colleoni Neto

Professor Adjunto do Departamento de Cirurgia da Escola Paulista de Cirurgia -UNIFESP.

Diretor de publicações do Colégio Brasileiro de Cirurgiões.

ECBC Savino Gasparini Neto

Chefe do Serviço de Cirurgia Geral do Hospital Municipal

Miguel Couto (Rio de Janeiro), 1987-2009.

Emérito do Colégio Brasileiro de Cirurgiões (ECBC).

Presidente 2018-2019.

Fellow of the American College of Surgeons (FACS)

Governador 2014/2019.

Laureado de la Facultad de Medicina de Verona como médico-Chirurgo – (Itália)-1992.

Membro Emérito da Sociedade Brasileira de Atendimento Integrado ao Trauma (SBAIT).

Membro da Sociedade Panamericana de Trauma (SPT).

Membro do European Society for Trauma and Emergency Surgery (ESTES).

SOBRE
OS AUTORES

Alex Jones Flores Cassenote

Epidemiologista.

Mestre e Doutor em Ciências pela Faculdade de Medicina da Universidade de São Paulo.

Alex Souza

Consultor Jurídico do Colégio Brasileiro de Cirurgiões-CBC.

Professor e Conferencista. Cursou e ministrou aula no MBA Executivo em Saúde do COPEADD-UFRJ.

Atua há 25 anos na defesa exclusiva de médicos e demais profissionais da saúde nos âmbitos civil, ético e criminal.

Presta assessoria jurídica para clínicas e hospitais.

Aline Nurchis Artifon

Especialista em Clínica Médica e Geriatria/AMB.

Título de Especialista em Cuidados Paliativos/AMB

Antônio Ferreira Couto Filho

Consultor Jurídico do Colégio Brasileiro de Cirurgiões-CBC.

Professor e Conferencista. Cursou e ministrou aula no MBA Executivo em Saúde do COPEADD-UFRJ.

Atua há 25 anos na defesa exclusiva de médicos e demais profissionais da saúde nos âmbitos civil, ético e criminal.

Presta assessoria jurídica para clínicas e hospitais.

César Eduardo Fernandes

Professor Livre Docente de Ginecologia da Faculdade de Medicina do ABC.

Daniel Shiraishi

Co Founder da Fin-X.

Consultor de negócios e empreendedor com foco na implantação de projetos de aumento de eficiência operacional e digitalização de processos e modelos de gestão.

Experiência no mercado financeiro e consultoria de gestão e processos.

Atua em projetos no mercado financeiro, indústria, consumo, serviços, varejo, saúde e fundos de investimento.

Fábio Rogério

Consultor de Marketing.

Formado em administração com ênfase em Marketing pela UNIMONTE.

Especialista em Marketing e Marketing Digital pela ESPM.

Fernando Sabia Tallo

Mestre e Doutor em Ciências Médicas pela UNIFESP.

Coordenador do Comitê de Título de Especialista e Recertificação da Sociedade Brasileira de Clínica Médica (SBCM) – Gestão 2020/2023.

Tesoureiro da Sociedade Brasileira de Clínica Médica (SBCM) – Gestão 2020/2023.

Segundo Tesoureiro da Associação Médica Brasileira - Gestão 2021-2023.

Conselheiro na Comissão Nacional de Residência Médica (CNRM).

Heládio Feitosa de Castro Filho

Professor do Departamento de Cirurgia da Faculdade de Medicina da Universidade Federal do Ceará.

Membro Vitalício do Conselho Consultivo Superior do Colégio Brasileiro de Cirurgiões.

Fellow do American College of Surgeons.

Presidente da Federación Latinoamericana de Cirugía-FELAC (2021-2023).

Jerônimo Lima

Doutor em Administração, Mestre em Ciência da Computação e Administração, Bacharel em Engenharia Mecânica, Física e Ciência da Computação.

Conselheiro, consultor, instrutor e palestrante em empresas de classe mundial. Escritor, ensaísta e pesquisador acadêmico nas áreas de estratégia, gestão de tecnologia da informação e business analytics.

Presidente da Associação Brasileira de Consultores.

Coordenador dos MBAs em Business Analytics, Business Process Management, Consultoria Organizacional e em Gestão e Negócios de Tecnologia da Informação da Universidade do Vale do Rio dos Sinos (Unisinos).

Diretor do Instituto Brasileiro de Competição Analítica e CEO da Mettodo - Reflexão Estratégica.

José Eduardo Lutaif Dolci

Reitor da Faculdade de Ciências Médicas da Santa Casa de São Paulo (FCMSCSP).

Professor Titular de Otorrinolaringologia da FCMSCSP.

Diretor Científico da Associação Médica Brasileira (AMB) – Gestão 2021/2023.

José Luís Gomes Do Amaral

Professor Titular da Disciplina de Anestesiologia, Dor e Medicina Intensiva do Departamento de Cirurgia da Escola Paulista de Medicina da Universidade Federal de São Paulo (UNIFESP).

Presidente da Associação Paulista de Medicina (APM).

Presidente da Academia de Medicina de São Paulo (AMSP).

Membro Titular da Academia Nacional de Medicina (ANM).

Diretor Geral do Instituto de Ensino Superior da Associação Paulista de Medicina (IESAPM).

Ex-presidente da Associação Médica Brasileira (AMB).

Ex-presidente da Associação Médica Mundial (WMA).

Maria Teresa Diniz Velloso Lodi

Diretora Médica da Magara Assistência e Auditoria Médica.

Especialização em Ginecologia e Obstetricia e Medicina Legal.

Ex-docente das Pós-Graduações em Auditoria em Saúde do Instituto Educacional Albert Einstein, da FIA e BSP.

MBA em Gestão de Sistemas de Saúde pela FGV, Direito Médico pela EPD, Compliance pelo Insper.

Certificação Internacional em *Compliance* Frankfurt University of Applied Sciences.

Certificação *Compliance* em Saúde pelo Colégio Brasileiro de Executivos em Saúde (CBEX).

Certificação em Combate às Fraudes e Corrupção pela (LEC/FGV).

Certificação em LGPD pela LEC/FGV.

Certificação em Investigações Internas (LEC/FGV).

Mariana Gonçalves Magon

Servidora Pública Municipal.

Captadora de Recursos de Governos.

Graduada em Administração de Negócios.

Pós-Graduada em Gestão Pública e em Gestão Pública Municipal.

Graduanda em Nutrição e Pós-Graduanda em Ciências Políticas.

Mayra Isabel Correia Pinheiro

Mestre em Ciência pela USP.

Doutoramento em Bioética pela Universidade do Porto-Portugal.

Ex-Secretária da Secretaria de Gestão do Trabalho e da Educação em Saúde do Ministério da Saúde.

TCBC Sérgio Henrique Bastos Damous

Diretor do Serviço de Cirurgia de Emergência da Divisão de Clínica Cirúrgica III do Hospital das Clínicas da Faculdade de Medicina da Universidade de São Paulo.

Membro Titular do Colégio Brasileiro de Cirurgia.

Osvaldo Malafaia

É Professor Emérito da Universidade Federal do Paraná (UFPR).

Comendador pela Federação Brasileira de Gastroenterologia.

Professor Titular de Cirurgia da UFPR.

Professor Titular de Cirurgia da Faculdade Evangélica Mackenzie do Paraná (FEMPAR).

Coordenador do Programa de Pós-Graduação em Princípios da Cirurgia - mestrado e doutorado - da FEMPAR.

Presidente da Federação Brasileira de Gastroenterologia.

Possui graduação em Medicina pela UFPR, os graus acadêmicos de Doutor e de Livre-Docente pela mesma universidade.

APRESENTAÇÃO

A Cirurgia está alicerçada em aspectos altamente tecnológicos e inovações . Trata-se de uma especialidade com livre trânsito com as demais, pois integra o carácter multidisciplinar do atendimento qualificado e de excelência que devemos oferecer aos pacientes. Neste contexto, a formação do cirurgião, desde a residência ou estágio até o seu interesse pessoal em se atualizar, é o indicador que o diferenciará no trajeto profissional ao longo dos anos. Entretanto, o médico preocupa-se pouco com os aspectos éticos, legais e menos ainda com aqueles relacionados a seus direitos regulatórios da profissão. Assim, o livro do DEPRO (Departamento de Defesa Profissional do Colégio Brasileiro de Cirurgiões) capitaneou uma plêiade de colaboradores que exploram, de modo claro e didático, temas voltados à área do conhecimento denominada "Defesa Profissional Associativa".

São alguns exemplos deles o direito médico, sobre direitos e deveres; a aposentadoria médica, que contempla assuntos como o planejamento da carreira e seu encerramento ; A remuneração dos procedimentos médicos, que orienta sobre o cálculo dos honorários e a forma como negociá-los. São só alguns exemplos!

Vale lembrar que o médico é um altruísta, dedica-se à sua profissão e à família. Com o intuito de facilitar o acesso desta intrigante área do conhecimento, nosso propósito foi trazer esse assunto de modo que o cirurgião possa sair da sua zona de conforto, onde se mantém por vezes alienado e entre na batalha pela valorização sustentada de sua profissão. Assim, não perca tempo; saboreie os 14 capítulos com tranquilidade. Aproveite.

O Departamento de Defesa Profissional do Colégio Brasileiro de Cirurgiões, cuja Diretoria é composta pelos doutores Titulares do Colégio Brasileiro de Cirurgiões (TCBC) Roberto Saad Junior, TCBC Everson Artifon, TCBC Marcio Botter e TCBC Roger Coser, sente-se honrado por trazer tão importante temática, porém pouco difundida entre nós, cirurgiões.

Editores

SUMÁRIO

1 DEPRO: DOS PRIMÓRDIOS AOS TEMPOS ATUAIS,...................1
HELÁDIO FEITOSA FILHO, ECBC-CE
ROBERTO SAAD JÚNIOR, TCBC-SP

2 BURNOUT: CAUSA OU CONSEQUÊNCIA?..............................23
ALINE NURCHIS ARTIFON

3 APOSENTADORIA MÉDICA: COMO PLANEJAR?
QUANDO PARAR?...39
OSVALDO MALAFAIA, ECBC

4 DIREITO MÉDICO: DIREITOS E DEVERES 49
ANTÔNIO FERREIRA COUTO FILHO
ALEX SOUZA

5 ASSISTÊNCIA, ACADEMIA OU AMBOS? COMO SABER?
COMO DOSAR?..59
EDIVALDO M. UTIYAMA, TCBC
SÉRGIO HENRIQUE BASTOS DAMOUS, TCBC

6 A FORMAÇÃO DO CIRURGIÃO NO SÉCULO 69

LUIZ CARLOS VON BAHTEN , TCBC

JERÔNIMO LIMA

7 REMUNERAÇÃO DOS PROCEDIMENTOS MÉDICOS: COMO COBRAR E COMO NEGOCIAR – PRECIFICAÇÃO EM SAÚDE 89

DANIEL SHIRAISHI

8 MARKETING PESSOAL E DA EQUIPE CIRÚRGICA: LIMITES ÉTICOS 103

FÁBIO ROGÉRIO

9 CAPTAÇÃO DE RECURSOS PÚBLICOS E PRIVADOS COMO FERRAMENTA DE APRIMORAMENTO PROFISSIONAL 111

MARIANA GONÇALVES MAGON

10 O CONSELHO FEDERAL DE MEDICINA E AS SOCIEDADES MÉDICAS 123

LEONARDO EMÍLIO DA SILVA, TCBC

11 A ASSOCIAÇÃO MÉDICA BRASILEIRA E AS SOCIEDADES DE ESPECIALIDADES 133

FERNANDO SABIA TALLO

CÉSAR EDUARDO FERNANDES

JOSÉ EDUARDO LUTAIF DOLCI

JOSÉ LUÍS GOMES DO AMARAL

12 O ENSINO E O TRABALHO MÉDICO NO BRASIL 143

MAYRA ISABEL CORREIA PINHEIRO

ALEX JONES FLORES CASSENOTE

13 O IMPACTO DA LEI GERAL DE PROTEÇÃO DE DADOS PESSOAIS (LGPD) E DO *COMPLIANCE* EMPRESARIAL NA ATIVIDADE MÉDICA 149

MARIA TERESA DINIZ VELLOSO LODI

14 COLÉGIO BRASILEIRO DE CIRURGIÕES: FUNDAÇÃO E SIMBOLOGIA 167

LUIZ CARLOS VON BAHTEN TCBC7

DEPRO
DOS PRIMÓRDIOS
AOS TEMPOS ATUAIS

1

HELÁDIO FEITOSA FILHO, ECBC-CE

ROBERTO SAAD JÚNIOR, TCBC-SP

O Colégio Brasileiro de Cirurgiões (CBC) foi fundado em 30 de julho de 1929, numa reunião de médicos, realizada no antigo Hospital da Cruz Vermelha Brasileira, no Centro da Cidade do Rio de Janeiro. No início, era apenas uma academia regional de Medicina, mas, a partir dos anos 1940, a Entidade começou sua expansão para todos os estados do país, o que se consolidou no início dos anos 1970, com o encerramento do modelo de academia, o que pôs fim ao limite de vagas para membros titulares.

Nas primeiras décadas de existência do CBC, a educação continuada e o congraçamento dos cirurgiões brasileiros foram as principais diretrizes de sua atuação, revelando-se de extrema importância como base para voos mais altos. Os sucessivos Diretórios empenharam-se na modernização do Colégio, conferindo-lhe a imagem de uma entidade nacional de representação dos cirurgiões, consolidada e forte, ampliando seu foco de atuação, pautando-o principalmente nos aspectos da formação dos cirurgiões, nas condições para o exercício profissional e na valorização do trabalho dos cirurgiões. Esse cenário propiciou que, no Diretório presidido pelo ECBC -RJ Orlando Marques Vieira (1992-1994) (Figura 1.1), e por inspiração sua, fosse lançada a semente do que hoje conhecemos como Diretoria de Defesa Profissional (DEPRO).

A partir de um comitê designado pelo president e Orlando, algumas atividades já foram implantadas e representaram as primeiras medidas em prol da defesa profissional, como, no âmbito interno, a isenção de anuidades para membros com mais de 70 anos de idade e com 20 anos como membro da Entidade, em quaisquer das suas categorias. Esse comitê também promoveu uma reforma estatutária, criando a Diretoria de Defesa Profissional para ser efetivamente implantada no Diretório seguinte (1995-1997), presidido pelo TCBC-SP Samir Rasslan (Figura 1.2).

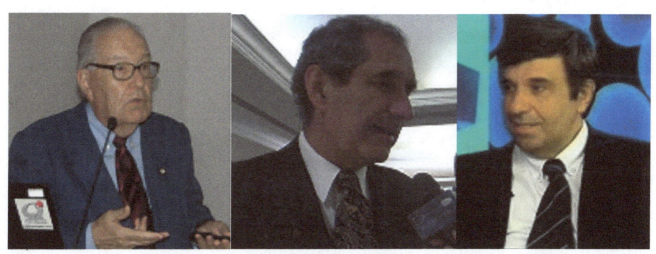

Figura 1.1 | **ECBC Orlando Marques Vieira.**
Fonte: Acervo da autoria.

Figura 1.2 | **TCBC Samir Rasslan.**
Fonte: Acervo da autoria.

Figura 1.3 | **TCBC Wilson Pollara.**
Fonte: Acervo da autoria.

O primeiro diretor de Defesa Profissional do CBC foi o TCBC-SP Wilson Modesto Pollara cuja atuação, nesse período de implantação, voltou-se principalmente ao relacionamento com a denominada "medicina de grupo", buscando criar canal de negociação para a valoração dos honorários cirúrgicos. Outro ponto importante foi a realização de fóruns de debate sobre a Cirurgia Geral, o Cirurgião Geral e o Futuro da Especialidade, principalmente no que dizia respeito à formação e às competências desse profissional.

No Diretório seguinte, presidido pelo TCBC-RJ Luiz Guilherme Barroso Romano (1998-1999) (Figura 1.4), assume o DEPRO o TCBC-SP Paulo Roberto Corsi (Figura 1.5), que cumpriu um segundo mandato no Diretório cuja presidência coube ao TCBC-SP Roberto Saad Júnior (200-2001) (Figura 1.6).

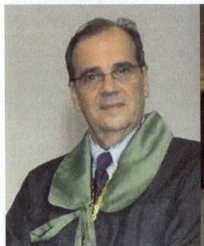

Figura 1.4 | **TCBC Luiz Guilherme Romano.**
Fonte: Acervo da autoria.

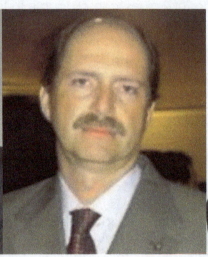

Figura 1.5 | **TCBC Paulo Corsi.**
Fonte: Acervo da autoria.

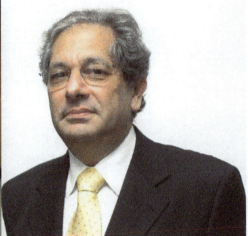

Figura 1.6 | **TCBC Roberto Saad.**
Fonte: Acervo da autoria.

Entre os anos de 1998 e 1999, o CBC deu prosseguimento a seu processo de interiorização e um dos marcos foi a criação do CBC Help. Serviço pioneiro, proporcionava o necessário esclarecimento ao cirurgião sobre determinado assunto por meio da internet. Em pouco tempo, a Entidade reunia especialistas e enviava orientações. Segundo Luiz Guilherme Romano, o serviço também auxiliou diversos membros fornecendo subsídios para a defesa profissional, quando ainda era incipiente este hoje vultoso mercado do "erro médico".

Ainda nessa gestão, o CBC consolidou-se na área da Acreditação, participando da criação do Consórcio Brasileiro de Acreditação, junto com a Academia Nacional de Medicina, a Universidade Estadual do Rio de Janeiro (UERJ) e a Fundação Cesgranrio. Em 1998, ficou estabelecido, numa reunião em Chicago, que este Consórci o passaria a representar o Brasil na Joint Commission International, a maior instituição acreditadora de hospitais nos Estados Unidos. Todas essas ações tiveram no DEPRO o lastro indispensável para sua consecução.

Nos 2 anos seguintes, já sob a gestão de Roberto Saad (Figura 1.6), o DEPRO teve intensa atuação representativa, principalmente nas ações de aproximação política com as entidades médicas, destacando-se a Associação Médica Brasileira (AMB), e com órgãos governamentais. Segundo Roberto Saad, a aproximação com a AMB trouxe muitos ensinamentos para o CBC: "Hoje somos parceiros no Ministério da Saúde, na Comissão Nacional de Residência Médica e na Agência Nacional da Saúde Suplementar", destacou.

O biênio 2002-2003 teve na presidência o TCBC-RJ José Wazen da Rocha (Figura 1.7) e, à frente do DEPRO, o TCBC-RJ Savino Gasparini Neto (Figura 1.8). Nesse período, houve um intenso trabalho no sentido de unir esforços entre as diversas entidades cirúrgicas para, assim fortalecidas, apresentarem reivindicações na área da defesa profissional. Por isso, criou-se um grupo sob coordenação do DEPRO, que se reuniu diversas vezes para discutir resoluções do Conselho Federal de Medicina (CFM), da AMB e da Comissão Nacional de Residência Médica (CNRM) quanto às restrições para as áreas de atuação dos cirurgiões e levou a esses órgãos sugestões para o aprimoramento dessas resoluções.

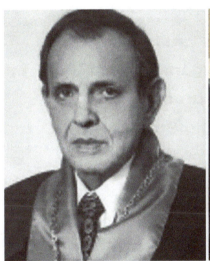

Figura 1.7 | **José Wazen.**
Fonte: Acervo da autoria.

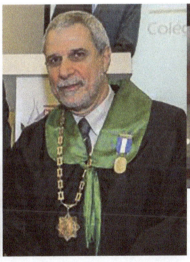

Figura 1.8 | **Savino Gasparini.**
Fonte: Acervo da autoria.

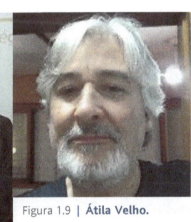

Figura 1.9 | **Átila Velho.**
Fonte: Acervo da autoria.

O TCBC-SP Roberto Saad Júnior assume novo mandato à frente do Diretório Nacional para o biênio 2004-2005 e escala para o DEPRO o TCBC-RS Átila Varela Velho. A linha de ação baseou-se na defesa do cirurgião e o DEPRO teve relevante papel nas ações desenvolvidas, destacando-se sua participação junto à AMB na regulamentação das regras para revalidação do título de especialista por meio de pontuação. Outra frente de luta do CBC foi contra as indenizações injustas impostas pela Justiça em ações por dano moral, ocasionadas por supostos erros médicos. Reuniões com magistrados, com os Conselhos Regionais de Medicina e com o Deputado federal Rafael Guerra, Presidente da Frente Parlamentar da Saúde e com o Secretário da Reforma do Judiciário culminaram em uma entrevista à revista Época (Figura 1.10), publicada na edição nº 369, de 13 de junho de 2005, em que o CBC conseguiu colocar o assunto em pauta para uma ampla discussão pública.

MÉDICOS PROCESSADOS
Pesquisas feitas pelo Colégio Brasileiro dos Cirurgiões com os associados re-velam que 14% deles já sofreram ação por erro médico

ONDE ELES FORAM PROCESSADOS...

Conselhos Regionais de Medicina	30%
Justiça Criminal	12%
Justiça Civil	58%

...E O QUE ACONTECEU

Fizeram acordo	2,3%
Ganharam a causa	52%
Estão em julgamento	40%
Perderam o processo	5%

Fonte: Colégio Brasileiro de Cirurgiões

Figura 1.10 | **Processos contra Médicos, 2005.**
Fonte: Acervo da autoria.

Outra importante ação do CBC foi a sua atuação, por ocasião da Medida Provisória n. 232, editada pelo Governo no dia 30 de dezembro de 2004. Ela ampliara de 32% para 40% a base de incidência da contribuição social sobre o lucro líquido e o imposto de renda para os prestadores de serviço que usam o lucro presumido para cálculo de tributos. "Esta fúria tributária fez com que a Associação Comercial de São Paulo, por meio de seu Presidente Guilherme Afif Domingos, procurasse a AMB para uma ação conjunta contra esta Medida Provisória inconstitucional, com a participação do CBC", lembra Roberto Saad. Este movimento teve por objetivo reunir o maior número de pessoas para protestar em Brasília e impedir que esta MP fosse aceita pelos Deputados Federais. O resultado é que a MP não foi aprovada.

O TCBC-RJ José Reinan Ramos assume a presidência para o período 2006-2007 e confia o DEPRO ao TCBC-SP Fernando Cordeiro. Além da continuidade das ações desenvolvidas nos Diretórios anteriores, principalmente na parceria com a AMB, em 2006 o CBC foi eleito membro do Conselho Deliberativo da AMB. Esta posição trouxe grande ampliação da atuação da defesa profissional, pois propiciou a criação da Comissão de Trauma da AMB, em setembro de 2006. Os membros dessa Comissão

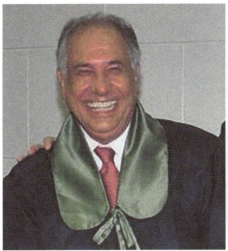

Figura 1.11 | **José Reinan Ramos.**
Fonte: Acervo da autoria.

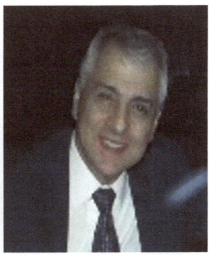

Figura 1.12 | **Fernando Cordeiro.**
Fonte: Acervo da autoria.

foram indicados pelo CBC e eram os mesmos membros titulares da Comissão Permanente de Trauma da Entidade. Para agregar a Sociedade Brasileira de Atendimento ao Politraumatizado (SBAIT) nessa parceria e fortalecer a Comissão, a Presidência seria exercida pelo presidente da SBAIT, desde que fosse membro titular do CBC. O Diretório Nacional do CBC também aprovou o "Projeto Trauma". Vinculado ao Ministério da Saúde, era um projeto de grande abrangência, com a participação efetiva de diversas sociedades. O CBC indicou o Presidente da Comissão Especial Permanente de Trauma, TCBC-BA Izio Cowes, para representar o Colégio.

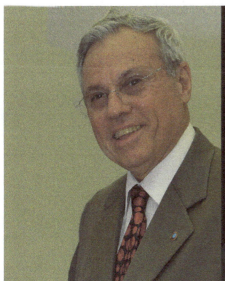

Figura 1.13 | **Edmundo Ferraz.**
Fonte: Acervo da autoria.

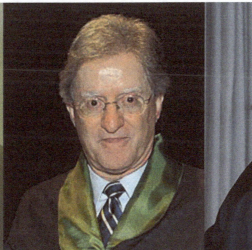

Figura 1.14 | **Gaspar Lopes.**
Fonte: Acervo da autoria.

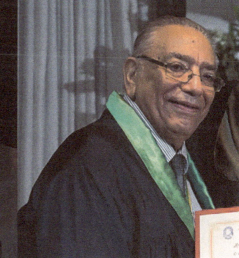

Figura 1.15 | **Isac Jorge.**
Fonte: Acervo da autoria.

O projeto de descentralização do CBC iniciado nas gestões anteriores proporcionou a eleição, pela primeira vez em sua história, de um presidente fora do eixo Rio-São Paulo, o TCBC

Edmundo Machado Ferraz, pertencente ao Capítulo de Pernambuco. Ele cumpriu o mandato no período 2008-2009 e escolheu para diretor do DEPRO o TCBC-SP Wilson Modesto Pollara, que ocupou o cargo pela segunda vez. O trabalho foi concentrado nas ações relacionadas à cirurgia segura, buscando discutir, divulgar e implantar os protocolos da Organização Mundial da Saúde (OMS). O CBC manteve-se forte e até ampliou sua participação na AMB, o que muito contribuiu para as discussões quanto aos honorários médicos.

Sucedendo o TCBC-PE Edmundo Ferraz, passa a presidir o Colégio o TCBC-SP Gaspar de Jesus Lopes Filho. No período da gestão 2010-2011, o diretor de Defesa Profissional, ECBC-SP Isac Jorge Filho, trabalhou intensamente nas representações dentro da AMB, principalmente nos Conselhos Deliberativo e Científico, Comissão de Prevenção de Acidentes Domésticos, Prevenção da obesidade, além da Rede Aliança de controle do tabagismo (ACT). E mais: do Projeto Diretrizes, Câmara Técnica de Implantes, Ajuda Humanitária ao Haiti, Comissão de Editores de Revistas Científicas, Comissão da Classificação Brasileira Hierarquizada de Procedimentos Médicos (CBHPM), Comissão de Saúde Suplementar – Rio de Janeiro (COMSSU-RJ), Comissão de Fortalecimento do Sistema Único da Saude (PRÓ-SUS), Terminologia Unificada da Saúde Suplementar (TUSS) e Cooperativismo . O CBC também marcou presença na AMB nas discussões e posicionamentos no âmbito da Comissão Nacional de Residência Médica (CNRM), que contemplaram os seguintes temas: Trauma, Urgência/Emergência/Treinamento em Cirurgia Geral. No CFM, o Colégio participou das discussões sobre o TCLE (Termo de Consentimento Livre e Esclarecido), além das Câmaras Técnicas de Cirurgia Bariátrica e Endocrinologia Cirúrgica, Trauma, Urgência/Emergência e Treinamento em Cirurgia Geral.

Foi um período de intensa atividade que consolidou a posição de representatividade do CBC junto aos mais variados setores, desde as entidades médicas até os órgãos governamentais. O CBC se configurava cada vez mais como uma entidade federativa da cirurgia brasileira.

O ECBC-RJ Armando de Oliveira e Silva (Figura 1.16) ascende à presidência para cumprir o mandato 2012-2013, com um projeto de gestão voltado para o incentivo à educação continuada e à comunicação. No âmbito da defesa profissional, confiou ao TCBC-CE Heládio Feitosa de Castro Filho (Figura 1.17) a Direção do DEPRO e solicitou-lhe que desenvolvesse ações no sentido de manter e ampliar a participação do CBC nos mais variados fóruns como a AMB, o CFM, a Agência Nacional da Saúde (ANS), e os Ministérios da Educação e da Saúde, entre outros.

A primeira medida do novo diretor foi desenvolver uma identidade visual para servir como referência para todas as ações do DEPRO e o seu fortalecimento. Junto com o setor de marketing do Colégio, tendo à frente o jornalista e publicitário João Maurício Rodrigues (Figura 1.20), criou um selo, à moda de um carimbo, que seria aposto a todas as comunicações, correspondências e

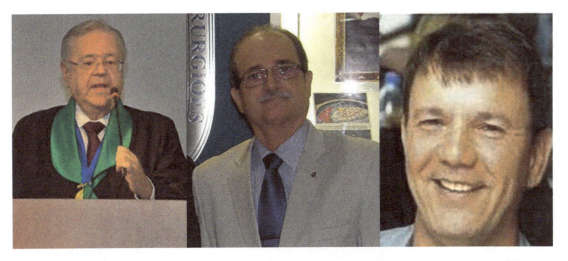

Figura 1.16 | **Armando Oliveira.**
Fonte: Acervo da autoria.

Figura 1.17 | **Heládio Feitosa.**
Fonte: Acervo da autoria.

Figura 1.18 | **João Maurício.**
Fonte: Acervo da autoria.

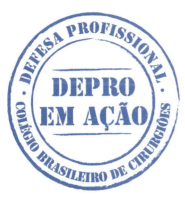

Figura 1.19 | **Selo DEPRO.**
Fonte: Acervo da autoria.

publicações do DEPRO. Ambos criaram também o Informe DEPRO, uma publicação eletrônica para divulgar as ações da Diretoria do Departamento e que teve três edições (Figura 1.21). A partir de então, as informações passaram a compor uma coluna regular no Boletim do CBC, e este se torno o canal de comunicação com os membros do Colégio, prestando-se a mantê-los informados das ações da defesa profissional. Durante o biênio 2012-2013, o Boletim circulou regularmente com as edições de números 154, 155 e 156, todas de 2012; e de números 157, 158, 159 e 160, em 2013. Em todas, a coluna DEPRO veiculou informações importantes e, à guisa de relatório, pontuou as ações desenvolvidas nos mais variados setores de interesse para a defesa

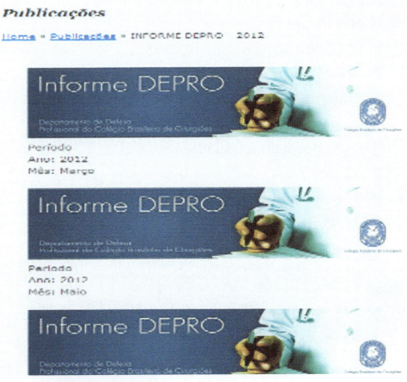

Figura 1.21 | **Informe DEPRO.**
Fonte: Acervo da autoria.

dos cirurgiões, sempre finalizando com o bordão "É bom ser do CBC, ele defende VOCÊ".

Tão vasta e hercúlea tarefa só foi possível graças ao integral e irrestrito apoio do Presidente Armando e ao incansável trabalho dos assessores do DEPRO, o TCBC-DF Luciano Dias Batista da Costa (Figura 1.22) e do TCBC-SP Elias Jirjoss Ilias (Figura 1.23), o que deu ao DEPRO uma sólida capacidade de se fazer presente em todos os fóruns e contribuir com a construção da posição do CBC nos mais variados temas de interesse, não só da Cirurgia, mas da Medicina.

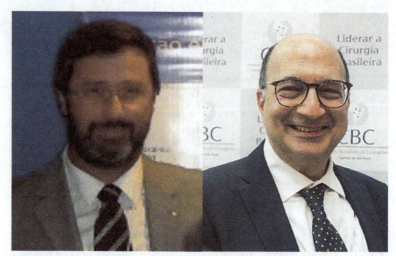

Figura 1.22 | **Luciano Costa.**
Fonte: Acervo da autoria.

Figura 1.23 | **Elias Ilias.**
Fonte: Acervo da autoria.

Os principais destaques desse período foram estruturados em eixos de atuação e seus desdobramentos:

Ministério da Saúde

- Comissão Nacional PROSUS/CNES
- Salário mínimo profissional (piso salarial)
- Plano de Carreira, Cargos e Vencimentos no SUS (PCCV)
- Carreira de Estado do Médico
- Defasagem da Tabela SUS
- Código 7
- Condições de trabalho nos hospitais públicos
- EC 29 (CSS)/LDO/DRU
- Projeto Cirurgia Segura Salva Vidas

ANS

- ROL de Procedimentos/CBHPM/ Novos Procedimentos
- Contratualização (reajustes/ exclusões)

AMB/CFM

- Conselho Deliberativo/Conselho Científico AMB
- Projeto Diretrizes AMB
- Câmara Técnica de Implantes AMB
- Comissão de Honorários e Previdência AMB
- Comissão Mista de Especialidades
- Comissão Nacional d e Acreditação (CNA) AMB
- Criança Segura AMB
- Tabagismo AMB
- Projeto Desastres AMB
- Comissão de Editores de Revistas Científicas AMB
- Comissão Nacional de Saúde Suplementar (COMSU)
- COMSSU (CREMERJ)
- Lei do Ato Médico

Ministério da Educação

- Formação Médica: abertura de novas escolas/avaliação das escolas (redução de vagas/descredenciamento)
- Avaliação egressos
- Revalidação de diplomas
- CNRM: bônus/Marco Regulatório/Câmara Recursal

Também se destacaram como de fundamental importância as lutas encampadas pelo DEPRO contra a MP n. 568 que aviltava a remuneração dos médicos federais; o apoio para a criação da Área de Atuação em Cirurgia Bariátrica; a elaboração de proposta em conjunto com a Sociedade Brasileira de Cirurgia Minimamente Invasiva e Robótica (Sobracil) para a inclusão de novos procedimentos por vídeo no rok da ANS em vigor em 2014, merecendo destaque que, dos 30 procedimentos postos em consulta pública pela Agência, 12 foram originários da proposta CBC-Sobrasil; a participação no grupo técnico para ampliação dos procedimentos por vídeo na tabela do SUS (em andamento); o acompanhamento contínuo da tramitação de projetos de interesse da categoria médica no Congresso Nacional; as discussões e o posicionamento crítico em relação ao Programa de Valorização do Profissional de Atenção Básica (Provab), destacando a precariedade da supervisão e da preceptoria aos recém-formados; a defesa da aprovação da Lei do Ato Médico com intensa participação nas discussões e presença significativa nas sessões de votação; o posicionamento contrário à MP n. 621/2013, denunciando a falta de condições mínimas para o exercício profissional, a disparidade de tratamento dos profissionais pelo Governo representada pelo total descumprimento das leis trabalhistas em relação aos médicos cubanos; a resistência inglória contra a destruição das entidades médicas, ensejada no Capítulo V da MP n. 621/2013; a defesa pela criação da carreira de médico no SUS.

Esses balizadores das ações do DEPRO tiveram sequência na gestão 2014-2015, quando ascende à Presidência o TCBC-CE Heládio Feitosa de Castro Filho. Confiando o DEPRO ao TCBC-SP Elias Jirjoss Ilias, que vinha da Assessoria DEPRO na gestão anterior e com a clara convicção que a atuação do Colégio Brasileiro de Cirurgiões no campo da Defesa Profissional deveria se constituir numa ação ainda mais intensa e continuada, num processo de modernização, absolutamente necessário para o crescimento e o fortalecimento do CBC, atuou para manter, consolidar e ampliar a participação do CBC em todas as frentes pautadas na gestão do ECBC Armando Oliveira, com total apoio da Presidência.

Além dos fóruns habituais, que continuaram com a ativa participação do CBC, desenvolveu-se também uma intensa ação política de aproximação do Colégio com os órgãos públicos, destacando-se entre estes o Ministério Público, o que resultou no apoio integral às ações de combate à corrupção, mormente no âmbito da Operação Lava Jato (Figuras 1.24 a 1.26).

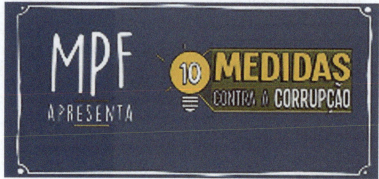

Figura 1.24 | **Medidas contra a corrupção.**
Fonte: Acervo da autoria.

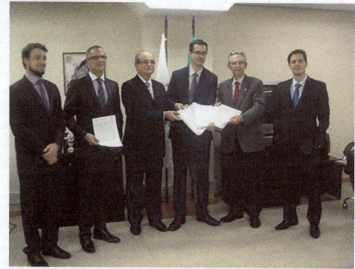

Figura 1.25 | **Apoio à Lava Jato.**
Fonte: Acervo da autoria.

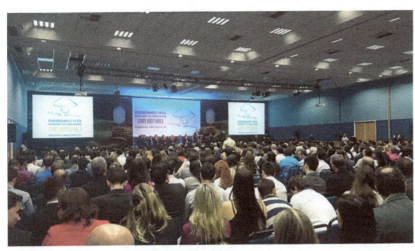

Figura 1.26 | **Apoio à Lava Jato.**
Fonte: Acervo da autoria.

Outro ponto alto da atuação do DEPRO foi a luta vitoriosa pela revogação do Decreto n. 8.497/2015 , que extinguia a prerrogativa das Sociedades Médicas conferirem títulos de especialista, e a sua substituição pelo Decreto n. 8.516/2015, que regulamentou a formação do Cadastro Nacional de Especialistas e manteve as sociedades médicas com a função de continuarem conferindo aquelas certificações. Segundo o então Presidente do CBC, Heládio Feitosa de Castro Filho, "foi mais uma vitória da classe médica, fruto da atuação da AMB em conjunto com as sociedades médicas". O CBC acompanhou todas as negociações em Brasília e esteve representado pelo presidente e outros membros do Diretório Nacional (Figuras 1.27 e 1.28).

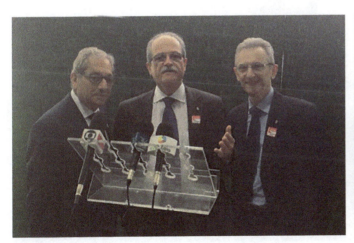

Figura 1.27 | **Ação pelo Decreto n. 8.516/2015.**
Fonte: Acervo da autoria.

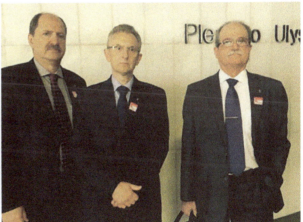

Figura 1.28 | **Ação pelo Decreto n. 8.516/2015.**
Fonte: Acervo da autoria.

Seguindo cada vez mais intensa, a atuação do DEPRO passou a ser comandada pelo TCBC-PR Luiz Carlos von Bahten (Foto 1.29), designado que foi pelo novo presidente (gestão 2016-2017), o TCBC-SP Paulo Roberto Corsi. O novo presidente trazia a experiência de gestão da Defesa Profissional do CBC e, não somente apoiou, mas participou ativamente das ações. E a tônica desse período foi a que já vinha se consolidando desde a gestão do ECBC Armando Oliveira (2012-2013): manter a presença do CBC em todos os fóruns de interesse da Cirurgia e da Medicina, ampliado a sua influência e fazendo-o avançar para se qualificar comi agente formulador das políticas públicas de saúde e educação.

O presidente Corsi, com grande discernimento, implanta um vasto programa de Planejamento Estratégico, objetivando a profunda discussão do CBC e o estabelecimento de um conjunto de ações, atitudes e metas para nortear a atuação do Colégio nos anos vindouros. Uma ação arrojada, necessária e, a princípio, pouco compreendida, o que dificultou ainda mais sua execução, pois foi necessário construir uma nova cultura institucional que rompesse antigos paradigmas. Felizmente plenamente exitosa, o novo programa teve, na atuação do DEPRO, um forte pilar, num processo de reciprocidade: fortalecia a ação da Defesa Profissional e esta a fortalecia.

As atividades contavam com a *expertise* de dois profissionais com amplo domínio desse processo e que propiciaram o avanço do projeto que, aliás, tornou-se uma Comissão Permanente do CBC, trata-se do consultor professor doutor Jerônimo Lima e o TCBC-RS Átila Velho (Figuras 1.30). Com o Presidente Corsi e o TCBC-PR von Bahten, outros membros passaram a participar do desenvolvimento do processo, reunindo-se com regularidade.

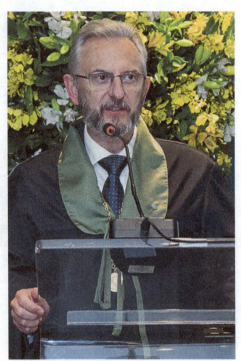

Figura 1.29 | **Luiz Carlos von Bahten.**
Fonte: Acervo da autoria.

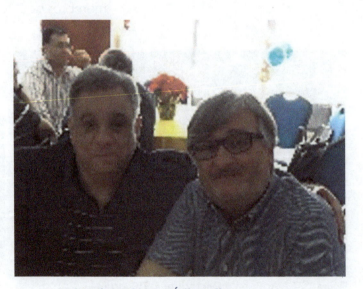

Figura 1.30 | **Jerônino Lima e Átila Velho.**
Fonte: Acervo da autoria.

As ações do DEPRO continuaram intensas e o seu diretor, TCBC-PR von Bahten, participava cada vez mais em frentes de interesse. Ele e o presidente Corsi se dividiam entre as mais variadas reuniões, levando os pleitos do DEPRO para novos ambientes. Um deles, junto à Câmara dos Deputados, foi a participação na criação, em 2017, do Instituto Brasil de Medicina (IBDM), uma associação de direito privado, de âmbito nacional e sem fins lucrativos, com prazo de duração indeterminado e cujos objetivos estão expressos na Figura 1.31. Como um canal que se propunha a ter contato direto com o Congresso Nacional e com os Ministérios, seria o canal institucional necessário para se atingir o objetivo de maior participação na proposição, discussão e elaboração de políticas de interesse da Medicina.

Outro projeto, desta feita junto à CNRM, do Ministério da Educação, as conquistas foram a aprovação das matrizes de competência, que já tramitavam desde a gestão do ECBC Armando Oliveira, e a implantação do Programa de Residência em Cirurgia Geral, com duração de 3 anos. Além da Presidência e do DEPRO, a diligente atuação da ECBC-RJ Elizabeth Santos, Presidente da Comissão de Residência em Cirurgia Geral do CBC, foi fator decisivo para mais essas grandes conquistas.

TÍTULO II
OBJETIVO SOCIAL

Art. 4º. O *IBDM* tem os seguintes objetivos:
I - receber as demandas e legítimos anseios da classe médica para a prática da Medicina com mais qualidade, modernidade e eficiência, que resulte em melhor atendimento, mais saúde aos pacientes e, consequentemente, à sociedade;
II - levar estas demandas aos congressistas engajados na Frente Parlamentar da Medicina **(FPMed)** para que as transformem em leis;
III - acompanhar a tramitação de matérias de interesse do setor que representa, junto ao Poder Executivo, Legislativo e Judiciário, que direta, ou indiretamente, impliquem em consequências, tanto à Medicina, como à classe médica, cuidando para que não passem desapercebidas e que o *IBDM* possa, como instrumento efetivo de ação, quer isoladamente, quer em conjunto com suas entidades associadas e/ou com a Frente Parlamentar da Medicina **(FPMed)**, posicionar-se e intervir à tempo;
IV - elaborar pareceres técnicos para fornecer subsídios ao acompanhamento de Projetos de Lei de interesse do *IBDM* em tramitação no Congresso Nacional, de emendas à Constituição, dentre outras, sempre que o objeto se encontre no âmbito do setor que representa e que seja considerado matéria relevante;
V - promover assessoramento técnico às associadas em questões pertinentes aos objetivos do *IBDM*.
Parágrafo único. O *IBDM* para consecução dos seus objetivos atuará sempre dentro da mais estrita legalidade, obedecerá aos princípios da ética, moralidade e transparência.

Figura 1.31 | **Objetivos do IBDM, conforme seu Estatuto.**

Fonte: Acervo da autoria.

Com a chegada do ECBC-RJ Savino Gasparini Neto à Presidência do CBC, para a gestão 2018-2019, a *expertise* que já trazia o novel presidente da sua época como diretor do DEPRO, e tendo participado do Diretório anterior, reconduziu à Diretoria do Departamento o TCBC-PR Luiz Carlos von Bahten. O presidente Savino inicia sua gestão na Presidência do CBC num momento de grande ebulição no Brasil, pois aquele 2018 representava também ano eleitoral para a escolha do novo Presidente da República e havia, já, uma intensa polarização política dominando o cenário nacional.

O DEPRO, facilitado pelas linhas traçadas no Diretório anterior e tendo a gerência mantida na figura do seu diretor von Bahten, foca as ações para o estreitamento de relações com os setores governamentais e dos contatos com os grupos que disputavam a eleição presidencial, no intuito de garantir as conquistas já obtidas e influenciar na construção das propostas de governo, mantendo-se estritamente fiel aos interesses do Colégio e sem entrar no proselitismo político do momento. Assim, o presidente Savino e o diretor von Bahten mantiveram o CBC no âmbito das discussões e puderam, mercê da defesa de princípios profissionais do interesse dos cirurgiões, dar continuidade à agenda plural que a Entidade deliberou no seu Planejamento Estratégico, independentemente de quem se elegesse presidente da República. Essa conduta ética e institucionalmente acertada mereceu destaque em publicações do CBC e foi registrada para a posteridade no simbolismo do flagrante abaixo (Figura 1.32).

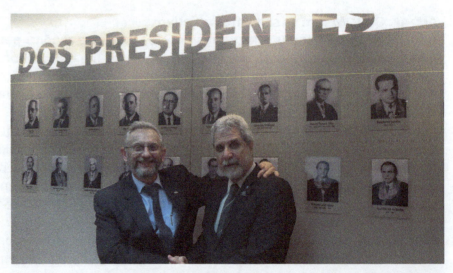

Figura 1.32 | **Savino Gasparini e von Bahten comemorando ações vitoriosas do DEPRO.**

Fonte: Acervo da autoria.

Em 2019, o DEPRO intensifica suas ações e o seu diretor von Bahten desenvolve, sempre em sintonia com a Presidência, o Diretório Nacional segundo as diretrizes do Planejamento Estratégico. Já no início de fevereiro daquele ano, em reunião conjunta com a AMB e as demais sociedades médicas, ficaram estabelecidas as prioridades de atuação, entre as quais:

- Manter e ampliar a participação junto ao IBDM
- Manter a discussão e buscar instrumentos para a melhoria da remuneração médica
- Ampliar a atuação junto à ANS, principalmente quanto ao rol de procedimentos
- Atuar no sentido de transformar a CBHPM em lei e torná-la a referência para o SUS

Ano difícil, de novo governo federal e de muitas mudanças, determinaram que essas pautas pouco se desenvolvessem, mas nem por isso deixaram de ser trabalhadas e de permanecerem como objetivos do Colégio. Mesmo assim, a atuação do DEPRO, na gestão Gasparini, teve avaliação altamente positiva e prova-o o fato de seu diretor von Bahten ter sido candidato único à Presidência do CBC e elegeu-se com grande votação.

Chegamos ao ano de 2020 e o TCBC-PR Luiz Carlos von Bahten é o novo presidente do Colégio, assumindo o comando para o período 2020-2021.

Experimentado e experiente no exercício da Diretoria de Defesa Profissional, zeloso na manutenção da característica imprimida ao setor e das conquistas, principalmente na liderança entre as sociedades médicas, os setores do governo e da sociedade civil, o presidente von Baten escolheu um nome de peso e que, calcado no conhecimento e sapiência do exercício da Presidência do CBC em duas gestões, seria o mais adequado para Diretor de Defesa Profissional. Assim, o TCBC-SP Roberto Saad Júnior assume esse cargo.

Dando um *spoiler* do relato das ações que se sucederam até os dias atuais, digo apenas que, em razão do sucesso que representaram, von Bahten foi reeleito Presidente para o período 2022-2023 e que Saad foi reconduzido ao comando do DEPRO. Mas a história completa desses dois últimos ciclos ficará mais bem e mais propriamente contada pelo seu protagonista maior. Roberto, passo-lhe a pena na mão; voltarei no epílogo!

Tempos atuais

O Departamento de Defesa Profissional, nas gestões 2020-2021 e 2022-2023, foi capitaneado pelo TCBC-SP Roberto Saad Júnior, convidado pelo presidente também daquelas gestões, o TCBC-PR Luiz Carlos von Bahten.

Além do que já foi apresentado nas gestões anteriores, brilhantes conquistas e avanços do nosso DEPRO, tentaremos relatar aqui o que ocorreu nestes últimos 4 anos.

Assumir a Diretoria do Departamento da Defesa Profissional do Colégio Brasileiro de Cirurgiões não é uma tarefa fácil. Todos, e com toda a razão, acreditam que esse Departamento existe para procurar e promover a "remuneração justa" do trabalho dos cirurgiões, mormente os cirurgiões gerais. A verdade é que esta é apenas uma das funções do DEPRO.

Atuei desde o ano 2000 em várias entidades de classe: como mestre do Capítulo de São Paulo, por duas gestões; presidente do Colégio Brasileiro, por duas gestões; presidente da Sociedade Brasileira de Cirurgia Torácica e presidente da Associação Brasileira de Medicina de Urgência (Abramurgem).

Com esta experiência, pude formar uma opinião muito firme de que, em relação à "remuneração justa" dos médicos, pouco pudemos realizar. É uma constatação cruel, mas real.

Desde o ano 2000, reunimo-nos com a Associação Médica Brasileira, com o Conselho Federal de Medicina e outras entidades de representação da classe médica; e com relação a resultados sobre a remuneração "justa dos médicos", pouco vi acontecer. Essas sociedades lutam, lutam, mas pouco conseguem. De modo que a Diretoria de uma sociedade de especialidade pouco consegue realizar nesta área e, daí, afirmo que é, sim, uma tarefa ingrata conduzir esta Diretoria.

A carreira do médico e a sua remuneração estão nas mãos de políticos, ou seja, atreladas às leis do Congresso. Voltaremos a esse assunto mais adiante.

Quando assumimos esta Diretoria nas gestões 2020-2021 e 2022-2023, assessorados pelos TCBC-SP Everson de Almeida Artifon, TCBC-SP Marcio Botter e TCBC-SP Roger Beltrati Coser, tínhamos consciência desses fatos; e, evidentemente, não negligenciando nossas ações para atingir a "justa remuneração", procuramos também exercer outras funções não menos importantes:

1. Ao lado da AMB: proteção da nossa profissão e luta por "justa remuneração"

2. Amparo judicial aos membros do CBC

3. Gestão da carreira médica

4. Informações científicas em vários formatos, acessíveis no site do CBC (www.cbc.org.br), no canal do CBC no YouTube® ou, no caso dos livros, junto às respectivas editoras:

5. Webinares

6. Simpósios

7. Cursos

8. Mesas redondas em congressos

9. Produção de livros

10. Pesquisas internas com os membros

Função na Associação Médica Brasileira

O Depor esteve e está sempre presente nas reuniões ordinárias (uma vez por mês) e extraordinárias na AMB. Foram sempre reuniões muito frutíferas; todas as sociedades científicas discutem e defendem o ato médico e assim continuamos tentando proteger a nossa profissão. Discutimos sempre a "remuneração justa" e as possíveis formas de implementá-la, mas, como mencionado, com poucos resultados.

Amparo Judicial aos Membros do CBC

Os doutores Antônio Ferreira Couto (Figura 1.33) e Alex Pereira Souza (Figura 1.34), por intermédio da banca A.Couto&Souza (Figura 1.35), representam o Departamento Jurídico do CBC e, ao lado do DEPRO, oferecem o primeiro atendimento ao nosso membro que eventualmente tenha sido convocado pela Justiça, por uma razão qualquer. Respondem às dúvidas sobre contratos e conflitos. Realizam reuniões quinzenais no formato de webinares, acessíveis no site do CBC, com o objetivo de orientar os nossos membros a respeito do funcionamento de um processo civil, criminal ou ético.

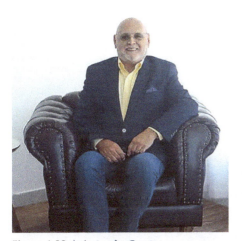

Figura 1.33 | **Antonio Couto.**
Fonte: Acervo da autoria.

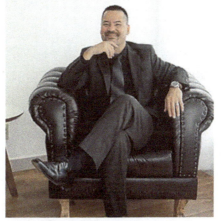

Figura 1.34 | **Alex Souza.**
Fonte: Acervo da autoria.

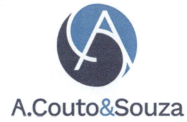

Figura 1.35 | **Assessoria jurídica.**
Fonte: Acervo da autoria.

Gestão da Carreira Médica

De modo geral, o médico não planeja a sua carreira, isto é, não faz uma gestão adequada, aliás, isso não se aprende nas escolas médicas. Por conta da sua grande dedicação ao estudo e ao atendimento ao paciente, e também pela grande multiplicidade das fontes pagadoras (SUS, convênios médicos, seguros saúde etc.) de seu trabalho. Qual a tabela a seguir? Recebeu a sua remuneração combinada pelo contrato? Muitos dos nossos colegas estão perdidos em relação a esses aspectos; e, mais, quando deve parar de praticar atos operatórios, quando se aposentar? E, à época em que já deveria encerrar a carreira, estará seguro financeiramente ou precisará continuar atuando para fazer frente às suas demandas financeiras?

Em vista disto, o DEPRO organizou e organiza reuniões com profissionais da área sobre a gestão da carreira médica. Esse tema e outros constam de webinares (acessíveis no site do CBC), realizados periodicamente com os especialistas na área Marcos Roberto Loreto, Luís Fernando Perin e Daniel Shiraishi, todos CEO (*chief executive officer*, ou diretor executivo) da empresa especializada no assunto, a FINEX.

Atuação do DEPRO em congressos e cursos do CBC

Sempre com a finalidade de esclarecer e discutir temas relacionados com o DEPRO, foram apresentados os seguintes temas, sob o formato de curso ou palestra, em Congressos:

1. Responsabilidade civil dos cirurgiões
2. Imposto de renda para médicos
3. Remuneração médica
4. Medicina de evidências e a judicialização da saúde
5. Covid-19: terceira dose, reforço, esquema vacinal e passaporte
6. A reafirmação da vida

Simpósios

foram realizados dois grandes simpósios; o primeiro levou ao conhecimento dos membros do CBC um conjunto de temas atuais e o segundo convidou políticos para discutir conosco os principais temas do interesse da classe médica, inclusive o da "remuneração justa".

A seguir, estão explicitadas a pautas discutidas em ambos.

I SIMPÓSIO DEFESA PROFISSIONAL – CBC Política –
Gestão – Inovação

1. Gestão pública na era da "politização dos recursos"
2. Como aumentar a participação do médico nas decisões políticas em saúde?
3. A frente parlamentar da Medicina: mitos e realidades, presente e futuro
4. O desafio da incorporação de tecnologia
5. Viabilização financeira de nossas instituições
6. Reflexos de uma gestão inovadora. Benefícios ao médico e ao paciente
7. Estratégias para a valorização do trabalho médico

I I SIMPÓSIO DE DEFESA PROFISSIONAL – CBC Política –
Gestão – Inovação

1. O parlamento consegue agradar "gregos e troianos" na articulação das leis? Ops! digo, médicos, operadoras e pacientes?

2. O cirurgião e as tendências dos processos indenizatórios
3. Autonomia médica e decisões complexas em cenários difíceis e inéditos
4. Análise crítica dos modelos de remuneração: "nem ao céu, nem ao inferno"!
5. Qual o perfil de médico que o mercado quer: médico altruísta? Médico gestor? Médico professor?
6. O exercício da liderança
7. Como deliberar uma demanda da entidade de classe no Congresso?
8. As entidades de classes na proteção dos direitos médicos

Entendemos que convidando os parlamentares teríamos mais oportunidades de mostrar os nossos problemas e sensibilizá-los. Esperamos ter apontado para um novo caminho.

Nesses dois simpósios, participaram 16 políticos, entre deputados e senadores.

Livros

O DEPRO entende que é também sua missão publicar livros com o objetivo de levar, aos seus membros, informações das áreas médica e não médica de seu interesse.

Nestas duas últimas gestões, conseguimos, junto à editora Atheneu, lançar a terceira edição do *Tratado de Cirurgia do CBC* (Figura 1.36), livro com 119 capítulos que contou com 220 autores convidados.

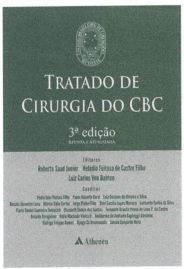

Figura 1.36 | **Tratado de Cirurgia.**
Fonte: Acervo da autoria.

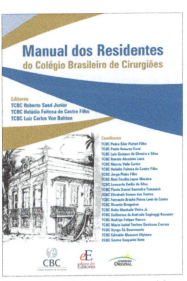

Figura 1.37 | **Manual dos Residentes.**
Fonte: Acervo da autoria.

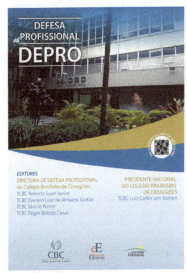

Figura 1.38 | **Livro DEPRO.**
Fonte: Acervo da autoria.

Também publicamos o *Manual dos Residentes*, junto à Editora dos Editores, com 47 capítulos e 140 autores (Figura 1.41).

E o mais recente lançamento, este livro sobre o Depro do CBC, com 15 capítulos e 16 autores (Figura 1.42).

Pesquisa CBC

O DEPRO, periodicamente, realiza pesquisas com os mais de 8 mil membros do CBC. São pesquisas sobre os mais diversos temas (remuneração, cirurgias mais realizadas, contentamento com CBC e outros) e que se prestam para avaliar e entender os anseios e as aspirações dos nossos membros e, principalmente, para nortearem o planejamento das futuras ações da Defesa Profissional do Colégio Brasileiro de Cirurgiões.

Epílogo

Procuramos, eu e Roberto, valendo-nos de fontes confiáveis (ver referências), apresentar, à guisa de passeio histórico, as motivações, a concepção, a criação e a atuação, a princípio incipiente e sem muito entendimento dos seus propósitos, até à percepção plena da sua importância e a construção sólida dos seus objetivos e campos de ação, do que foi e é o DEPRO.

O amadurecimento e a construção do que somos e de onde nos encontramos hoje são fruto de um longo processo coletivo que, lá no nascedouro, contou com a dedicação pessoal dos que foram ocupando a função de diretor de Defesa Profissional do CBC e que, aliada às angústias e ao sofrimento que experimentaram, desenhou a "nossa cara" atual.

A adoção de um programa permanente de planejamento estratégico pelo visionário presidente Corsi, durante a sua Presidência, definitivamente criou e consolidou, no DEPRO, o entendimento e a sintonia com o que à época se definia como **visão**, **missão, valores e princípios** e que, modernamente, sintetiza-se na **filosofia institucional de liderar a Cirurgia brasileira**. Nesse sentido, não tememos em afirmar: "o DEPRO é a **alma** do Colégio Brasileiro de Cirurgiões!".

BIBLIOGRAFIA

Livro Histórico do Colégio Brasileiro de Cirurgiões. Diretório Nacional do CBC (2014-15). CBC, Rio de Janeiro. 2014

O CBC e sua estrutura. Disponível em: www.cbc.org.br.

Relatórios de gestão do DEPRO, 2012-2013, 2014-2015, 2016-2017, 2018-2019.

Relatos pessoais obtidos em entrevistas com alguns ex-diretores do DEPRO.

BURNOUT CAUSA OU CONSEQUÊNCIA?

ALINE NURCHIS ARTIFON

2

O termo *burnout* foi usado pela primeira vez em 1974, pelo psicanalista Herbert Freudenberger no contexto das *free clinics* americanas que eram essencialmente clínicas de reabilitação para usuários de drogas e jovens e condições de risco.

Foi empregado inicialmente para descrever o estado devastador que esses jovens atingiam decorrente do abuso de drogas e de adição e, posteriormente, para definir o estado de exaustão que os funcionários e voluntários das *free clinics* apresentavam ao lidar com situações de esgotamento. Freudenberger também foi acometido pelo *burnout* e descreveu seu estado em suas publicações.

Origina-se do termo *to burn out*, que significa "queimar-se por inteiro", "esgotar-se", algo que deixou de funcionar por exaustão de energia. O foco dessa definição está no aspecto energético do esgotamento e na forma como ela acontece, ou seja, na dinâmica que resulta na exaustão. Essa dinâmica é descrita como o conflito entre uma imagem idealizada de si mesmo e uma imagem real, imperfeita e negada.

Atualmente o termo *burnout* foi popularizado em relação a situações de trabalho e é chamado, em português, de "síndrome do esgotamento profissional". Afeta quase todas as facetas da vida de um indivíduo, gera perda do comprometimento nas relações profissionais e pessoais, trazendo consequências tanto nas esferas familiar e social como na corporativa, podendo resultar em baixo rendimento, aumento do número de faltas no trabalho e do abandono do emprego.

O *burnout* é o resultado de uma experiência subjetiva que provoca sentimentos e atitudes negativas no trabalhador decorrente de sua atividade laboral, ocasionando um estado de esgotamento do indivíduo, de desgaste físico e emocional, resultante da dedicação intensa a determinado projeto e da frustração em alcançar os objetivos propostos.

A síndrome de *burnout* é mais comum em profissões com elevado nível de sobrecarga emocional e física e em atividades que exigem alto nível de performance nas quais há demasiada cobrança tanto pessoal como por parte da empresa. As principais profissões acometidas são bombeiros, policiais, enfermeiros, professores e médicos. Os cirurgiões são especialmente acometidos dadas a elevada carga de trabalho e as exigências inerentes à profissão.

Os sintomas geralmente se iniciam pelo excesso de responsabilidade relacionado ao cargo exercido, alta demanda de trabalho e acúmulo de afazeres e funções. Também corroboram o quadro o exercício de atividades laborais em condições físicas ou psicológicas desgastantes, a demanda ou a jornada excessiva de trabalho, a exposição do indivíduo a situações constantes de estresse, a pressão e a competitividade, entre outras causas. Nesse contexto também aparecem a falta de perspectiva, os baixos salários, a falta de suporte emocional e a falta de reconhecimento por parte dos gestores.

A Organização Mundial da Saúde (OMS) define como doença ocupacional os problemas de saúde contraídos pelo trabalhador após ficar exposto a fatores de risco decorrentes da sua atividade laboral. Dessa forma, é importante entender que a síndrome de *burnout* é um distúrbio emocional, relacionado à esfera trabalhista, que envolve primariamente a saúde mental, mas que, a longo prazo, pode trazer até mesmo sintomas físicos ao profissional acometido.

São descritos cerca de 130 sintomas relacionados à síndrome de *burnout*, entre eles podemos destacar fadiga intensa e constante, dores musculares, cefaleia, distúrbios do sono, alterações gastrointestinais, problemas dermatológicos (alergias, prurido, queda de cabelo), imunodeficiências, dificuldade de concentração e alterações do apetite.

Em razão da vasta gama de manifestações relacionadas ao *burnout*, consideramos importante procurar ajuda profissional em busca de diagnósticos diferenciais com outros transtornos mentais e clínicos, já que o quadro confunde-se com mais de 20 categorias diagnósticas psiquiátricas, além de outros transtornos cardiovasculares, gastrointestinais, neurológicos, imunológicos e endócrinos. O indivíduo pode eventualmente estar acometido de uma afecção clínica ou psiquiátrica grave e, por atribuir os sintomas ao *burnout*, deixar de procurar auxílio médico e retardar o diagnóstico.

Em decorrência do excesso de sintomas, autores acreditam que o *burnout* não pode ser classificado como uma doença porque pode ser difícil caracterizar uma síndrome nosológica com tantos sintomas, além do fato de esses sintomas se confundirem com os de muitos outros diagnósticos.

No Brasil, o *burnout* foi citado inicialmente por França (1987), em um estudo voltado à área da saúde. Porém, somente a partir da década de 1990 começaram a surgir mais intensamente em nosso país publicações sobre estresse ocupacional de profissionais das áreas da saúde e educação.

O *burnout*, ou o "esgotamento", está incluído na décima edição da Classificação Internacional de Doenças (CID-10) como Z 73.0, no capítulo referente a "problemas relacionados com a organização de seu modo de vida". No Brasil, em 1999, o Ministério da Saúde o incluiu na lista de doenças relacionadas ao trabalho por meio da Portaria n. 1.339.

Na CID-11, o *burnout* passou a figurar no capítulo de "problemas associados ao emprego ou ao desemprego" e recebeu o código QD85. Esse enquadramento na CID-11 foi fundamental para o reconhecimento do problema como um todo, podendo contribuir para que as instituições públicas e privadas possam lidar melhor com a situação de esgotamento de seus profissionais, viabilizando novas estratégias relacionadas à promoção e à prevenção da saúde de seus colaboradores, bem como dar oportunidade ao cuidado com o indivíduo acometido.

Dessa forma, com a recategorização do *burnout* na CID-11 como "problemas associados ao emprego ou ao desemprego", a síndrome passa a ter uma conotação trabalhista, passando a ser um problema não só do trabalhador, que não conseguiu lidar de forma harmoniosa com as questões do estresse do laboral, mas também a ser compreendido no contexto corporativo, integrado a um sistema que adoeceu. Assim, o *burnout* deixa de ser um problema individual para ser um problema ocupacional, que pode aumentar os custos das empresas com afastamentos e eventuais processos judiciais de que elas possam ser alvo em razão de sua conduta quanto às circunstâncias que resultaram no *burnout* de seus funcionários ou colaboradores.

O instrumento utilizado para identificação da síndrome de *burnout* em mais de 90% dos estudos é o MBI (*Maslach Burnout Inventory*), elaborado por Christina Maslach e Susan Jackson em 1978. Esse instrumento sofreu modificações ao logo dos anos e sua versão mais atual, composta por 22 perguntas, abrange as três dimensões do *burnout* (exaustão emocional, despersonalização e baixa realização profissional). O MBI, de acordo com três dimensões conceituais do *burnout*, avalia como o indivíduo vivencia seu trabalho e estabelece uma pontuação de acordo com a intensidade e a frequência dos sintomas apresentados.

A primeira dimensão, a "exaustão emocional" (EE), é considerada a dimensão central e manifestação inconfundível da síndrome, a mais específica. Indivíduos com esse sintoma tendem a apresentar falta de energia e de entusiasmo, além de apresentarem esgotamento e desgaste, ficando sem condições emocionais para desempenhar suas atividades, uma vez que os recursos pessoais, sejam emocionais, sejam físicos, estão exauridos. A EE gera, no indivíduo, sentimentos de frustração e tensão; por exemplo, o trabalhador já não tem condições de despender energia para o atendimento de seu cliente como fazia antes. O indivíduo não consegue dar mais de si mesmo no âmbito afetivo. A exaustão emocional abrange sentimentos de desesperança e de derrota, fracasso, indecisão, insegurança, solidão, depressão, perspectiva negativa sobre si mesmo, raiva, impaciência, irritabilidade, sensação de baixa energia.

A segunda dimensão ou tripé é a despersonalização (DE), também denominada "cinismo", é a dimensão que se refere ao contexto interpessoal, afetando diretamente a interação com outras pessoas. O indivíduo acometido passa a não exercer o seu máximo no trabalho, realizando o mínimo necessário para cumprir suas atribuições. Essa dimensão do *burnout* causa atitudes insensíveis, cínicas com pessoas e de desumanização, passando o indivíduo acometido a ignorar os sentimentos alheios, a tratar seus clientes e colegas com indiferença, frieza, insensibilidade e falta de empatia. Age até mesmo com aspereza, considerando-os objetos. A despersonalização na linguagem do *burnout* envolve, também, a ideia de distanciamento afetivo do indivíduo doente em relação aos demais. A despersonalização manifesta-se como uma reação defensiva desse indivíduo às altas cargas emocionais sofridas, impedindo que, por exemplo, os sentimentos e as atitudes dos clientes não mais o afetem emocionalmente.

A última dimensão é a baixa realização pessoal (RP). O indivíduo tende a autoavaliar-se de forma negativa, sente-se infeliz consigo mesmo e insatisfeito com seu desenvolvimento profissional. Há uma sensação de incompetência e de ineficácia e diminuição de produtividade no trabalho, gerando baixa autoestima. O indivíduo passa achar que se esforçar não vale a pena, pois não consegue atingir os resultados esperados, sensação que pode implicar perda de rendimento no trabalho e afetar o desempenho corporativo como um todo, prejudicando as relações entre cliente e empresa.

As três dimensões, que formam o tripé do *burnout*, interagem entre si e explicam todo o quadro, caracterizando um modelo multidimensional que abrange características psicológicas e recursos físicos e psicológicos individuais, além de interações interpessoais e de autoavaliação quanto ao trabalho realizado que, isolada ou conjuntamente, têm implicações tanto para o indivíduo como para a organização em que ele trabalha.

O processo do burnout começa com o desgaste no emprego, quando a energia se transforma em exaustão, o envolvimento se transforma em cinismo e a eficácia se transforma em ineficácia. O *burnout* pode ser compreendido como uma reação à tensão emocional, resultante da baixa motivação para a pessoa acometida desenvolver suas atividades e da incapacidade progressiva de viabilizar os interesses e habilidades individuais para o alcance dos objetivos organizacionais.

 O conceito de *burnout* adotado pela OMS é exatamente o do MBI, com o seu tripé multidimensional da síndrome.

Há muitas críticas ao MBI; entre elas, podemos salientar o fato de o inventário não ser fundamentado em observação clínica firme nem baseado em teorização sólida. Em vez disso, foi desenvolvido a partir da análise de um conjunto bastante arbitrário de itens. O MBI é rigidamente protegido por direitos autorais e é necessário pagar para usá-lo, não sendo permitida sua publicação no meio científico. O MBI é um instrumento utilizado exclusivamente para a avaliação do *burnout* individual, sem considerar os elementos antecedentes e as consequências de seu processo.

No geral, o *burnout* tem mais em comum com características do ambiente de trabalho do que com fatores individuais, sendo mais frequente relacioná-lo com percepções ou atitudes frente a aspectos das organizações corporativas. A esse respeito, tem sido observado, por exemplo, que a menor percepção de valores de autonomia na empresa produz maior exaustão emocional, enquanto a percepção de valores de conservação promove a realização pessoal. Também existem evidências de que o comprometimento organizacional se correlaciona inversamente com os fatores de *burnout*.

O MBI é frequentemente combinado com o *Areas of Worklife Survey* (AWS) para avaliar os níveis de *burnout* e o contexto da vida profissional.

O AWS configura-se como um instrumento que serve para avaliação e intervenção organizacional e avalia seis aspectos relativos ao ambiente organizacional – carga de trabalho, controle ou autonomia sobre o trabalho, recompensa e reconhecimento, comunidade, justiça e valores –, em associação com as três dimensões de *burnout* já mencionadas. O AWS explora a relação entre o alinhamento pessoal e o profissional, considerando que o antagonismo entre eles contribui para o esgotamento.

Um ambiente de trabalho em que faltam recursos, valorização e satisfação, por exemplo, apresenta-se como fator de risco para o *burnout*; já um ambiente que promova a valorização dos profissionais e as relações interpessoais, que garanta a satisfação dos profissionais, tende a ser um fator de proteção.

Quanto maior a lacuna percebida entre a pessoa e o trabalho, maior a possibilidade de *burnout* e menor o engajamento no trabalho. Assim, é possível não somente a mensuração de Burnout, mas também a identificação de áreas componentes do contexto organizacional que podem ser preditoras do seu surgimento.

No entanto, estresse crônico e *burnout* são conceitos diferentes. O estresse crônico pode ser oriundo de situações em que o indivíduo é confrontado incessantemente com altas demandas de trabalho e apresenta recursos insuficientes para realizá-los, porém o Burnout é resultado de muitas tentativas, sem sucesso, em lidar com determinadas situações de estresse crônico.

O trabalho faz parte da vida dos indivíduos e ocupa um lugar fundamental no desenvolvimento psicológico do ser humano de modo que representa um componente essencial no sentimento de bem-estar, a ponto de os indivíduos se verem como um elemento produtivo da sociedade, o que contribui para a autoestima e a saúde mental.

Todavia, o conjunto complexo de transformações sociais, econômicas, tecnológicas e de filosofia gerencial do mundo globalizado tem mudado notavelmente o cenário do trabalho. A competitividade e a produtividade ganham progressivamente mais força para suprir as necessidades dos consumidores e da economia. Cada vez mais se valoriza o capital em detrimento do trabalhador. Nesse cenário, os indivíduos são pressionados por produtividade e qualificação. Essas mudanças, as cobranças e a desvalorização que os trabalhadores têm sofrido podem gerar desgaste e estresse, com sérios impactos negativos na sua saúde.

Os avanços na tecnologia da informação, com a expansão do acesso à internet e a presença massiva dos *smartphones* nas nossas vidas, parecem ter contribuído ainda mais para esse processo. O excesso de informação e a dissipação das fronteiras entre a vida no trabalho e a vida fora dele têm permitido mais autonomia e progresso, porém geram a sensação de que as pessoas devem estar disponíveis para o trabalho constantemente, uma vez que podem responder e-mails e mensagens do seu celular, a qualquer horário, onde quer que estejam.

Isso traz um excesso de carga horária, mesmo quando a pessoa está fora do seu horário de trabalho habitual, o que, associado às cobranças e à pressão, pode piorar ou favorecer o *burnout*.

A OMS, em 1946, definiu saúde como um estado de completo bem-estar físico, mental e social, e não apenas como a ausência de doença ou de enfermidade. Dessa forma, a percepção do conceito de qualidade de vida também tem muitos pontos em comum com a definição de saúde. Percebe-se a necessidade de se analisarem o corpo, a mente e até mesmo o contexto social no qual o indivíduo está inserido para conceituar melhor o estado de saúde.

A saúde mental ganhou maior destaque no momento atual. Inquietude, pressa, ansiedade, angústias, incertezas e preocupações econômicas, sociais e familiares provocam um desgaste constante nas energias mentais, que culminam no cansaço e no sofrimento psicossomático. A manutenção da higiene mental é necessária para todos.

Um estudo longitudinal de 2 anos, com 1.196 trabalhadores japoneses, identificou que a adição ao trabalho *(workaholic)* é preditor de insatisfação de vida e o engajamento no trabalho, de satisfação de vida. Assim, pessoas que são adictas ao trabalho têm menor desempenho, contrariando o senso comum. Isso decorre da intensa energia que os adictos direcionam a suas atividades profissionais. Também está demonstrado que, em médio e longo prazo, *workaholics* são trabalhadores que apresentam maiores índices de afastamento por saúde, inclusive por *burnout*.

No contexto da atividade médica e, especialmente, no que tange à atividade cirúrgica, o desencadeamento do *burnout* pode comprometer a tomada de decisões clínicas com grave impacto para a segurança do paciente. Podem ocorrer falta de empatia e frieza no atendimento, o que prejudica a relação médico-paciente, uma interação que envolve confiança e responsabilidade. Além disso, a vida pessoal e familiar do médico pode ser seriamente afetada e retroalimentar sua atuação profissional.

A Medicina é uma profissão que exige envolvimento pessoal empenho e dedicação, como muitos dizem, sacerdotal. Nas mãos dos médicos, o paciente deposita sua esperança, seu bem-estar, sua vida.

Os médicos padecem de estigmas e expectativas sociais. Se por um lado podem ser objeto de admiração e reconhecimento por parte daqueles que gozam imediatamente de seus conhecimentos e habilidades; por outro, são instados a nunca errar e a sempre prolongar a vida ou a não deixar morrer ninguém, numa cobrança como se estivesse ao alcance deles o próprio dom da vida.

Profissionais médicos podem sofrer de sensação de impotência em virtude da onipotência que lhe é cobrada, de medo e de angústia pela responsabilidade do constante cuidado para com as pessoas nas circunstâncias a que é exposto: conviver com a dor e o sofrimento dos pacientes; tomar decisões importantes; lidar com situações conflituosas entre pacientes e familiares, que, muitas vezes são hostis e manifestam o desagrado quanto ao atendimento que foi prestado; responsabilizar-se pela evolução negativa do quadro clínico do paciente; ser o portador de notícias ruins sobre o estado de saúde do paciente; entre outros.

No atual da Medicina, em que há uma pressão cada vez maior para a incorporação de condutas e procedimentos que visam ao melhor desempenho produtivo dos médicos, a desvalorização profissional vem sofrendo perante a sociedade, a necessidade de atualização constante, a contingência de lidar com a falta de estrutura e mesmo com a falta de material básico para atendimento, a exposição a riscos biológicos, físicos e químicos, o salário insatisfatório, o ambiente ocupacional, a competição entre equipes, a sobrecarga no trabalho e as jornadas excessivas sem descanso, a obrigatoriedade não rara de vender sua força de trabalho por valores não condizentes com sua formação e seu preparo são fatores que forçam o médico a se submeter a desgastes emocionais e frustrações constantes. Nesse contexto, na tentativa de manter-se forte frente à família, à equipe, a si mesmo e à tamanha pressão que o trabalho impõe, muitas vezes, o médico silencia o próprio sofrimento e nega seus conflitos internos.

A imensa maioria dos gestores públicos massacra continuamente a categoria médica com salários infames, provocando uma evasão sem precedentes de profissionais do Sistema Único de Saúde (SUS), principalmente nos grandes centros urbanos. São propositais as tentativas espúrias de substituir o médico por outros profissionais na assistência aos mais carentes, enganando a população. Espremidos por planos de saúde com motivações estritamente financeiras, sem nenhuma preocupação com a saúde dos brasileiros; num país com uma população já espoliada e em que a classe média tem sucumbido às demandas de arcar com sua saúde, educação e lazer; tudo somado às exigências de aperfeiçoamento contínuo e ao estrangulamento do mercado de trabalho, estes profissionais já não encontram soluções individuais ao seu alcance.

Um estudo publicado pelo Conselho Federal de Medicina constatou que 39,5% dos médicos trabalham de 41 a 60 horas semanais, jornada bem acima do padrão de um trabalhador regido pela Consolidação das Leis do Trabalho (CLT) e enquadrado no limite legal de 44 horas de trabalho por semana. É comprovado que os médicos são obrigados a trabalhar muito para conseguir sustentar um padrão de vida razoável, observando-se que cerca de um quinto dos participantes do estudo dedica-se de 61 a 100 horas semanais ao seu mister. O impacto dessa sobrecarga em sua saúde deve ser considerado.

Esse estudo mostrou ainda que a maioria dos médicos apresenta algum grau de *burnout* (57%), sendo que 33,9% manifestam uma versão moderada da síndrome, enquanto 23,1% se enquadram no que tem sido designado um nível grave. Portanto, ao menos 1 em cada 5 médicos tem vivenciado um esgotamento resultante do exercício da sua profissão. Mais alarmante é o fato de que 1 em cada 10 médicos se encontra no estágio de *burnout* extremo.

Uma revisão sistemática sobre *burnout* em médicos, envolvendo 182 estudos com um total de 109.628 indivíduos de 45 países, mostrou que a prevalência da doença entre esses profissionais chega a 80,5% em algumas populações estudadas.

Nos cirurgiões, em particular, é preciso ainda considerar os sentimentos de responsabilidade direta por bons resultados cirúrgicos e pela recuperação da saúde dos pacientes, bem como as emoções desencadeadas pela frustração advinda da morte de um paciente, acrescidas pelo desgaste e sofrimento físico e intelectual decorrentes da execução de cirurgias complexas, delicadas e demoradas.

Um estudo analisou a prevalência de *burnout* em 582 cirurgiões americanos e concluiu que 32% dos cirurgiões mostravam altos níveis de exaustão emocional; 13%, despersonalização; e 4%, baixa realização profissional. Cirurgiões mais jovens se mostraram mais suscetíveis ao *burnout* nesse estudo. Fatores etiológicos encontrados foram o trabalho exaustivo, o desequilíbrio entre carreira/crescimento profissional e o pouco tempo para a família, a percepção de carreira pouco gratificante, a falta de autonomia e houve uma forte correlação com o desejo de se aposentar mais cedo, por estes motivos.

Em estudo realizado em um hospital de referência em trauma na cidade de Maceió, Alagoas, a prevalência do *burnout* entre cirurgiões foi de 46,5%. Nessa amostra, houve correlação entre a carga horária semanal de trabalho e a síndrome de *burnout*.

Em resumo, parece evidente que o trabalho do cirurgião é extenuante e tem como consequência o *burnout*. Os baixos salários, as expectativas frustradas, as horas incessantes de trabalho e os plantões infindáveis, juntamente com a multiplicidade de atividades, não poderiam deixar esses médicos imunes.

Dessa maneira, é importante que haja sensibilização e conscientização específicas no decurso da especialização desses profissionais para lhes possibilitar que saibam gerenciar melhor seu estresse diário e percebam quando devem procurar ajuda especializada.

Não há, na Medicina, uma carreira pública como a de juiz, por exemplo, que dignamente reserva uma garantia de aposentadoria. A maioria dos cirurgiões dos serviços públicos de saúde recebe salários não condizentes com sua qualificação profissional e com seus esforços na formação acadêmica, o que os obriga a s e desdobrarem em vários empregos para um salário e uma aposentadoria dignos. Aqueles que trabalham na saúde suplementar geralmente são contratados como pessoa jurídica e não têm nenhum direito à aposentadoria por parte das empresas que às quais serviram durante a vida, assumindo horas intermináveis de plantões para juntar recursos financeiros que possam sustentá-los na velhice.

Quanto a prevenir o *burnout*, podemos considerar prevenção primária a tentativa de eliminar ou modificar os estressores no ambiente de trabalho, evitando o surgimento de novos casos de *burnout*. Trata-se de esforços que modificam as situações do ambiente de trabalho, tornando-o mais harmônico.

A prevenção secundária engloba intervenções cuja finalidade é auxiliar os indivíduos a encontrarem alternativas para lidar ou gerenciar os fatores de estresse no trabalho.

Finalmente, a prevenção terciária contempla medidas que visam o tratamento dos indivíduos que já estão sofrendo de exposição a esses estressores no local de trabalho.

Entre os fatores protetores do *burnout* há aqueles que, de maneira geral, estão relacionados à personalidade de cada indivíduo e às recompensas profissionais. Os médicos com perfil otimista sentem-se mais valorizados e satisfeitos com a profissão.

O trabalho tem papel central na vida das pessoas, sendo importante na formação da identidade e na inserção à vida social. Pode-se considerar que o bem-estar adquirido pelo equilíbrio entre as expectativas relacionadas ao trabalho e à concretização das mesmas seja um dos fatores que oferecem uma melhor qualidade de vida. Uma relação satisfatória com a atividade profissional é fundamental para se manter boa motivação, relações de autoestima, apoio e reconhecimento social.

É necessário construir estratégias no local de trabalho para diminuição da incidência do *burnout*, diminuindo os fatores de risco e promovendo melhor saúde laboral por meio de intervenções organizacionais que foquem na redução de estressores específicos, favorecendo que o indivíduo aprenda a lidar com situações estressantes, reconheça o problema que o aflige e crie estratégias de enfrentamento.

É fundamental que as corporações, as entidades de classes e os sindicatos ofereçam apoio psicológico ao trabalhador acometido, além de estimularem atividades de promoverem a saúde mental e a prevenção do *burnout* como: ginástica laboral; divulgação de dicas de saúde, de bem-estar, de lazer e de entretenimento; desenvolvimento de programas de habilidades sociais, especialmente para a comunicação assertiva, não violenta; e o treinamento para dar e receber estas informações para melhorar resultados. Além disso, é importante favorecer programas que estimulem o autocuidado, o lazer, exercícios físicos, dieta adequada e avaliação médica regular.

Entre as estratégias de enfrentamento do *burnout* com base na emoção, destacam-se as técnicas de relaxamento, as técnicas cognitivas, a promoção de comportamentos saudáveis, a técnica da solução de problemas, o treinamento em assertividade e o manejo do tempo de forma eficaz. Já para melhorar o contexto laboral, são necessárias intervenções que deverão buscar a valorização do trabalho individual e de trabalhos em equipe, assim como o incentivo a grupos autônomos e o fomento das relações interpessoais. Além disso, desenvolver programas de prevenção de riscos psicossociais e instaurar um sistema de recompensas são medidas que podem melhorar os sintomas.

Em revisão sistemática, que incluiu 58 estudos com um total de 7.188 participantes, foram classificadas as intervenções para o tratamento do *burnout* em: treinamento cognitivo☐comportamental; técnicas de relaxamento físico e mental; e mudanças organizacionais. Mostrou-se que o treinamento cognitivo-comportamental e as técnicas de relaxamento físico e mental reduzem moderadamente o estresse. Mudanças de horário de trabalho também podem reduzir o *burnout*.

A prevenção do *burnout* no trabalho será um dos maiores desafios da área da saúde ocupacional no século XXI. Uma organização é constituída por sujeitos capazes de se comunicar que estejam dispostos a contribuir uns com os outros em prol de um objetivo comum. É necessário que as empresas estabeleçam estratégias de recursos humanos para a contratação de profissionais alinhados com o perfil da organização, evitando que diferentes posicionamentos favoreçam o *burnout* e prejudiquem o desempenho do trabalhador e os resultados da corporação.

Já é evidente que a saúde mental das pessoas é peça-chave e diferencial competitivo para as organizações, no entanto as práticas de gestão do *burnout* e técnicas de enfrentamento ainda são tímidas na maioria das empresas.

A etiologia do *burnout* é multifatorial. Há fatores que contribuem para o desencadeamento da síndrome e outros que atuam de modo a prevenir o seu desenvolvimento. Identificaram-se alguns comuns à atuação profissional do médico e outros associados com as especialidades médicas. Os fatores que se destacam como associados ao *burnout* são os relacionados à organização, ao ambiente do trabalho e à maneira como os profissionais se comportam diante de elementos estressores. É fundamental também a criação de políticas públicas para viabilizar o cuidado e a prevenção do *burnout* nas populações atingidas.

BIBLIOGRAFIA

Freudenberger, HJ. (1974), Staff Burn-Out. Journal of Social Issues, 30: 159-165. Disponível em: https://doi.org/10.1111/j.1540-4560.1974.tb00706.x.

Perlman, Baron and Elizabeth A. Hartman. Burnout: summary and future research. Human Relations 35 (1982): 283-305.

Freudenberger HJ, Richelson G. (1980). Burn-out: the high cost of high achievement. Massachusetts: Anchor Press, Garden City, NY, 214 p.

Perniciotti P, Serrano Júnior CV, Guarita RV, Morales RJ, Romano VW. Síndrome de burnout nos profissionais de saúde: atualização sobre definições, fatores de risco e estratégias de prevenção. Rev. SBPH [Internet]. 2020 Jun [citado 2022 Out 25]; 23(1):35-52. Disponível em: http://pepsic.bvsalud.org/scielo.php?script=sci_arttext&pid=S1516-08582020000100005&lng=pt.

Lima EV. (2021). Burnout: a doença que não existe. Curitiba: Appris Editora, 159 p.

Barbosa GA. A saúde dos médicos no Brasil. Brasília: Conselho Federal de Medicina; 2007. Disponível em: http://itarget.com.br/newclients/sbpt.org.br/2011/downloads/temp/Saude_Med_Brasil_CFM_2007.pdf.

França HH. (1987). A síndrome de burnout. Revista Brasileira de Medicina, 44(8).

Benevides-Pereira, A.M.T. (2002). Burnout: quando o trabalho ameaça o bem-estar do trabalhador. São Paulo: Casa do Psicólogo. ISBN: 9788573961935.

https://bvsms.saude.gov.br/bvs/saudelegis/gm/1999/prt1339_18_11_1999.html.

https://www.who.int/news/item/28-05-2019-burn-out-an-occupational-phenomenon-international-classification-of-diseases.

Maslach C, Jackson SE, Leiter MP. (1996). Maslach burnout inventory manual.3. ed. Mountain View, CA: CPP, Inc.

Schaufeli WIB (Ed.). (1993). Professional burnout: recent developments in theory and research. CRC Press. https://doi.org/10.1201/9780203741825.

Maslach C, Goldberg J. (1998). Prevention of burnout: new perspectives. Applied and Preventive Psychology. 7. 63-74. 10.1016/S0962-1849(98)80022-X.

O cirurgião é um altruísta. Sempre buscando atualização, oferecendo o melhor atendimento ao cliente por meio de diferenciação técnica e humanística. Com isso, sacrifica o convívio familiar e a atenção à própria saúde e assume uma sobrecarga de trabalho, enfrentando jornadas exaustivas e altamente estressantes. Assim, em um momento de fragilidade biopsicossocial, instala-se o *burnout*. Neste contexto, vale a interferência das sociedades médicas, gestores em saúde e sindicatos para formatar planos de ação estratégica que melhorem a atenção à saúde mental e física do cirurgião. Finalmente, respondendo à pergunta do título do presente capítulo: no nosso entendimento, *burnout* é consequência.

Maslach C, Jackson SE. (1981), The measurement of experienced burnout. J. Organiz. Behav., 2: 99-113. Disponível em: https://doi.org/10.1002/job.4030020205.

Maslach C, Leiter MP. (1997). The truth about burnout: how organization cause, personal stress and what to do about It. San Francisco: Jossey-Bass.

Maslach C, Schaufeli WB, Leiter MP. (2001). Job burnout. Annual Review Psychology, 52, 397-422.

Tamayo MR. Burnout: implicações das fontes organizacionais de desajuste indivíduo-trabalho em profissionais da enfermagem. Psicologia: Reflexão e Crítica [online]. 2009, v. 22, n. 3, p. 474-82. Disponível em: https://doi.org/10.1590/S0102-79722009000300019. Acessado em: 25 out. 2022. Epub 25 Fev 2010. ISSN 1678-7153. https://doi.org/10.1590/S0102-79722009000300019.

Tamayo MR, Argolo JCT, Borges LO. (2005). Burnout em profissionais de saúde: um estudo com trabalhadores do município de Natal. Em: Borges, LO (Org.). Os profissionais de saúde e seu trabalho (p. 223-2246). São Paulo: Casa do Psicólogo.

Carlotto MS, et al. O papel mediador da autoeficácia na relação entre a sobrecarga de trabalho e as dimensões de burnout em professores. Psico-USF [online]. 2015, v. 20, n. 1, p. 13-23. Disponível em: https://doi.org/10.1590/1413-82712015200102. Acessado em: 25 out. 2022. ISSN 1413-8271. https://doi.org/10.1590/1413-82712015200102.

Schaufeli W, Enzmann D. (1998). The burnout companion to study and practice: a critical analysis. 10.1201/9781003062745.

Almeida GO, Silva AMM. Justiça organizacional, impactos no burnout e o comprometimento dos trabalhadores. Gestão. Org. Revista Eletrônica de Gestão Organizacional, v. 4, n. 2, p. 160-75, 2006.

https://bvsms.saude.gov.br/organizacao-mundial-da-saude-divulga-nova-classificacao-internacional-de-doencas/.

Teixeira C, Ribeiro O, Fonseca AM, Carvalho AS. Burnout in intensive care units - a consideration of the possible prevalence and frequency of new risk factors: a descriptive correlational multicentre study. BMC Anesthesiol. 2013 Oct 31;13(1):38. doi: 10.1186/1471-2253-13-38. PMID: 24172172; PMCID: PMC3826848.

Sexton JB, Adair KC, Proulx J, et al. Emotional exhaustion among US health care workers before and during the COVID-19 pandemic, 2019-2021. JAMA Netw Open. 2022;5(9):e2232748. doi:10.1001/jamanetworkopen.2022.32748.

Fogarty TJ, et al. Antecedents and consequences of burnout in accounting: beyond the role stress model. Behavioral Research in Accounting, Lakewood Ranch, v. 12, n. 1, p. 31-67, 2000.

Fogarty TJ. Antecedents to internal auditor burnout. Journal of Managerial Issues, Pittsburg, v. 17, n. 1, p. 101-118, 2005.

Silva DC, Loureiro MF, Peres RS. Burnout em profissionais de enfermagem no contexto hospitalar. Psicol Hosp. 2008;6(1):39-51.

Dias S, Queirós C, Carlotto MS. Síndrome de burnout e fatores associados em profissionais da área da saúde: um estudo comparativo entre Brasil e Portugal. Aletheia. 2010;32:4-21.

Carlotto MS, Camara SG. Propriedades psicométricas do Maslach Burnout Inventory em uma amostra multifuncional. Estud Psicol (Campinas). 2007;24(3):325-32.

Carlotto MS, Câmara SG. Análise da produção científica sobre a síndrome de burnout no Brasil. PSICO. 2008;39(2):152-8.

Barbosa RMSA, Guimarães TA. Síndrome de burnout: relações com o comprometimento afetivo entre gestores de organização estatal. Revista de Administração Mackenzie, São Paulo, v. 6, n. 1, p. 157-79, 2005.

Paz MGT. Poder e saúde organizacional. In: Tamayo A (Org.). Cultura e saúde nas organizações. Porto Alegre: Artmed, 2004; p.127-54.

Maslach C, Jackson SE. (1981). The measurement of experienced burnout. J. Organiz. Behav., 2: 99-113. doi: https://doi.org/10.1002/job.4030020205.

Leiter Michael P, Maslach C. Six areas of worklife: a model of the organizational context of burnout. Journal of Health and Human Services Administration, vol. 21, no. 4, 1999, p. 472-89. JSTOR. Disponível em: http://www.jstor.org/stable/25780925. Acessado em: 19 out. 2022.

Inoue A, Kawakami N, Shimomitsu T, Tsutsumi A, Haratani T, Yoshikawa T, Shimazu A, Odagiri Y. Development of a short questionnaire to measure an extended set of job demands, job resources, and positive health outcomes: the new brief job stress questionnaire. Ind Health. 2014;52(3):175-89. doi: 10.2486/indhealth.2013-0185. Epub 2014 Feb 4. PMID: 24492763; PMCID: PMC4209588.

Shimazu A, Schaufeli WB, Kamiyama K, Kawakami N. Workaholism vs. work engagement: the two different predictors of future well-being and performance. Int J Behav Med. 2015 Feb;22(1):18-23. doi: 10.1007/s12529-014-9410-x. PMID: 24696043.

Rotenstein LS, Torre M, Ramos MA, et al. Prevalence of burnout among physicians: a systematic review. JAMA. 2018;320(11):1131-50. doi:10.1001/jama.2018.12777

Campbell DA Jr, Sonnad SS, Eckhauser FE, Campbell KK, Greenfield LJ. Burnout among American surgeons. Surgery. 2001 Oct;130(4):696-702.

Novais RN de, et al. Burnout syndrome prevalence of on-call surgeons in a trauma reference hospital and its correlation with weekly workload: cross-sectional study. Revista do Colégio Brasileiro de Cirurgiões [online]. 2016, v. 43, n. 05, p. 314-9. Disponível em: https://doi.org/10.1590/0100-69912016005003. Acessado em: 19 out. 2022. ISSN 1809-4546.

Ruotsalainen JH, Verbeek JH, Mariné A, Serra C. Preventing occupational stress in healthcare workers. Cochrane Database of Systematic Reviews 2015, Issue 4. Art. No.: CD002892. doi: 10.1002/14651858.CD002892.pub5. Acessado em: 17 out. 2022.

Garrosa-Hernández E, et al. Prevenção e intervenção na síndrome de burnout: como prevenir (ou remediar) o processo de burnout. In: Benevides-Pereira AMT (Org.). Burnout: quando o trabalho ameaça o bem-estar do trabalhador. São Paulo: Casa do Psicólogo, 2002. p. 227-71.

Costa ML. Síndrome de burnout em cirurgiões do Departamento de Cirurgia de um hospital universitário de alta complexidade [tese]. Ribeirão Preto: Faculdade de Medicina de Ribeirão Preto; 2019 [citado 2022-10-23]. doi:10.11606/T.17.2020.tde-08012020-103116.

APOSENTADORIA MÉDICA
COMO PLANEJAR?
QUANDO PARAR?

OSVALDO MALAFAIA, ECBC

3

elbert Hubbardem, nesta muito feliz mensagem escrita em 1899 para a revista Philistine, em Washington ("Uma mensagem à Garcia", livre acesso pela internet[1,2]), narra fato que teria passado despercebido na história da Guerra de Cuba não fora sua perspicácia – característica comum aos homens inteligentes e observadores:

> quando começou a guerra entre Espanha e Estados Unidos, era importante a este país entrar em contato com o chefe dos revoltosos que era chamado de Garcia. Ele deveria estar em algum lugar no sertão cubano sem, contudo, se saber exatamente onde era. Outros meios de comunicação existentes na época eram inaplicáveis ao contato. A colaboração de Garcia aos planos e a rapidez nas ações eram muito importantes. O que fazer? Alguém ao lado falou ao presidente americano: "Há um homem chamado Rowan e, se alguma pessoa é capaz de encontrar Garcia, há de ser Rowan".

Rowan foi encontrado e levado para falar com o presidente que lhe confiou uma carta dizendo: "entregue-a a Garcia". São ainda palavras de Hubbard:

> (...) de como este homem tomou a carta, meteu-a num invólucro impermeável, amarrou-a sobre o peito e, após quatro dias, saltou de um barco sem coberta, alta noite, nas costas de Cuba; de como se embrenhou no sertão para, depois de três semanas, surgir do outro lado da ilha, tendo atravessado a pé um país hostil e entregando a carta a Garcia – são coisas que não vêm ao caso narrar aqui pormenorizadamente. O ponto que desejo frisar é este: o presidente dos Estados Unidos deu a Rowan uma carta para ser entregue à Garcia; Rowan pegou da carta e nem se quer perguntou: "Onde é que ele está?"

Que importância tem esta história na data de hoje e para a aposentadoria do profissional médico?

A experiência por mim adquirida em cinco décadas na profissão de médico me assegura ser esta a base para o sucesso que todos almejamos em nossas vidas. Este fato ocorrido há mais um século preserva dentro de si, vivo e atual, o segredo de como vencer nos dias de hoje. Não necessitamos só de sabedoria adquirida em universidade, nem de instrução adicional complementar – que tanto procuramos dar aos nossos filhos na intenção de melhor qualificá-los para a competição do dia a dia. O que digo é que algo ainda maior existe além do infinito científico com o qual nos deparamos.

É necessário sermos "Rowan". É necessário produzirmos um endurecimento de nossas vértebras para podermos ser altivos no exercício de qualquer cargo para atuar com diligência, para dar conta do recado.

> **(...) A nenhum homem que tenha empenhado em levar avante uma empresa - que para tanto a ajuda de muitos se torna sempre necessária - têm sido poupados momentos de verdadeiro desespero ante a imbecilidade de grande número de homens; ante a inabilidade ou falta de disposição de concentrar a mente em determinada coisa e fazê-la (...)**

A Medicina de hoje se presta muito a propiciar um vergar da nossa coluna vertebral. O desânimo circulante – em função de uma difícil política assistencial de saúde que vigora em nosso país – faz os ânimos altivos com que nos formamos logo se desvaneçam.

O que os professores de Medicina veem ao longo dos anos quando reencontram muitos ex-alunos é um arcar precoce. Lembram-se dos anteriormente magníficos estudantes, hoje aparentando tristeza, soturnos, levando uma vida pesada e acomodando-se frente ao que pensam ser imutável. Estes ex-alunos passam a atuar de forma irregular e com falta de atenção, plenos de justificativas negativas. Pensam eles que, assim agindo, algum dia serão beneficiados com uma mudança para melhor, paternalisticamente desenvolvida pelo estado ou patrões, ou se beneficiarem com aposentadoria governamental e/ou privada para todo o sempre na vida!

Não! Está errado!

Veja o exemplo dos que nos cercam e venceram na vida. Siga-o !

Infelizmente, a atitude de fazer o mínimo para justificar a presença no local de trabalho, sem contribuir para seu engrandecimento, é o que reina nos dias de hoje. É hábito comum, antes de se fazer merecedor de remuneração, querer saber quanto ganhará, e não como poderá colaborar para melhorar o ambiente em que conviverá e para o qual foi contratado.

A válvula que comanda a força motriz do trabalho, em geral, nos nossos dias, é a possibilidade de perder o emprego. Assim pensando, por múltiplas justificativas baseadas no seu pagamento e nas condições de trabalho, os homens não tomam a iniciativa de agir em seu próprio proveito. Não pensam em como estará sua saúde mental no momento de parar. Contabilizam honorários ou salários antes de realizar o trabalho. Não entendem que o dinheiro é consequência de algo realizado e que terá mais mérito quanto maior o esforço. Pensam que o seu interior se satisfará com o numerário ganho, pois este os levará às viagens sonhadas e à aquisição de bens materiais desejados. Que bom que venha a aposentadoria!

Contudo, esquecem que o autorrespeito é a grande motivação da nossa vida

O fato de estar vendo o "teto do mundo" e suas cordilheiras cobertas com as neves eternas do Himalaia – que deslumbram o horizonte e as nossas almas –, ou de estar vendo a candura enigmática da Monalisa, no Museu do Louvre, não é certificado de bem-estar interior e de realização na vida. Este bem-estar pode estar junto a você, acompanhando-o diuturnamente, e você ser sempre feliz mesmo estando em um rincão dos mais perdidos e feios.

E o segredo é um só: o de ser capaz de, em tudo que fizer, levar uma carta a Garcia; empenhar seu todo em tudo que for realizar ou não aceitar fazê-lo, mesmo que bem pago.

Não há crime em se sentir incapaz de fazer algo. Neste reconhecimento, muito está a maturidade. Mas naquilo que nos dispusermos a fazer, dever-se-á ter sempre em mente a intenção de fazê-lo da melhor forma.

QUEM QUER FAZ. QUEM NÃO QUER... JUSTIFICA.

As justificativas fazem, a quem as oferece, papel inverso do que se pensa. Normalmente, aquele que justifica relata tristezas das mais diversas pensando que comoverão o ouvinte a ponto de ele até lhe oferecer ajuda. Mas na mente de quem ouve, ressoa a cansativa espera ouvindo coisas que somente reforçam a convicção de que **o tagarela interlocutor não quis fazer**!

Olhem os bem-sucedidos e vejam como "chegaram lá". De regra, seguiram o que aqui quero deixar como mensagem. Cada um deles, em quase tudo que fez em suas vidas, foi sempre desprendido quanto a contabilização de recompensas. Estas sempre vieram e sempre virão.

O processo de eliminação gradativa na competitividade do trabalho concentra em poucos o que aparentemente muitos poderiam fazer. Estes poucos terão sempre trabalho e em qualquer circunstância, mesmo nas adversidades que venham a surgir ao longo da vida e após a aposentadoria. Serão sempre confiáveis e necessários.

Se há alguma palavra que mais pode se aproximar da Medicina, penso que seja esta: confiança

Todos nós – médicos, doentes e pessoas sadias –, estamos assustados pela onda de desconfiança que existe em torno da Medicina que se pratica para a massa dos cidadãos brasileiros. O médico é taxado de responsável por inúmeras atitudes erradas, que, na maioria das vezes, não partiram dele. Ele é o simples vetor que executa normativa muitas vezes evasiva no contexto, mas clara na glosa econômica. Fica no meio, sendo juiz de algo que não foi formado para arbitrar. É capaz de aplicar os conhecimentos que recebeu em seu curso e em sua vida, mas isso não lhe é permitido por força da administração dos hospitais, que o impede de exercer o que sabe, em função da falta de pagamento adequado dos custos hospitalares realizado pela nossa principal fonte oficial de previdência médica.

O que fazer? Rebelar-se? Omitir- se? Aceitar resignado?

A consciência nos mostra que a solução não está só no médico, mas também na sociedade como um todo. Nada melhorará a Medicina a luta intensa que vemos acontecer entre o médico e a sociedade. Devemos alertar para a necessidade de visão mais ampla, em que ambos, médico e paciente, deixem de se olhar com reserva e passem a olhar juntos o horizonte no binômio: Medicina e confiança.

Este é o cenário médico que vemos em curso: a falta de confiança. Não é uma visão bonita para a profissão tão bela como a nossa. Não tenho poder, nem a oportunidade, nem a competência para dar a solução ao problema; mas, posso dar uma alternativa para que todos se dignifiquem perante si próprios, embora lançados ao meio de tanta discórdia e desesperança.

Conseguimos, no dia a dia, procedendo obcessivamente para fazer o melhor, que ocorra seleção natural entre os pares – o que certamente vem a nos favorecer. Nos tempos adversos em que vivemos, o trabalho escasseia, e a seleção se faz ainda mais escrupulosa. É a lei da sobrevivência dos mais aptos. É onde somente sobrevivem com galhardia aqueles que podem tratar os outros com humanidade e que possam "levar uma mensagem a Garcia".

Pensemos primeiro no doente. Vamos dar a ele um pouco de carinho e respeito. Isso é o mínimo que o médico deve oferecer – e do que, às vezes, nos esquecemos –, e o que nenhum descompasso administrativo-econômico afetará. O carinho e o respeito são nossos, intrinsicamente, e não serão nunca roubados por ninguém; ambos formam a base para que os que de nós necessitam venham a adquirir confiança. Isso marca a relação médico-paciente para sempre e, no final da vida de médico, este terá em seus pacientes amigos que o respeitam e que dele falam bem e, com esse sentimento recebido por gratidão em seu peito, o médico não precisa ter medo da aposentadoria, pois estará dentro de si feliz por continuar ajudando, não importando sua idade. O dinheiro que poderá ganhar como honorário – cada vez mais baixo e assim tende a continuar – não importa muito nessa fase. Ele terá sempre autorrespeito e, isto sim!, é que o vale e o que o manterá feliz consigo próprio, independentemente se está trabalhando na ativa ou aposentado por idade, mas não incapaz de continuar trabalhando. O médico não pode parar de trabalhar na Medicina ou em atividade correlata. Pode mudar em relação ao que foi treinado para fazer para outra atividade; mas parar? Não! Ele terá sempre de sair de casa às 8h00 da manhã, todos os dias, mesmo que seja uma segunda-feira fria e chuvosa. Deverá considerar-se merecedor de recompensa (passar uns dias na praia, talvez), mas como mérito do trabalho executado durante a semana, e não por se pensar merecedor pela aposentadoria. Pode e deve diminuir suas horas de trabalho e aumentar o tempo naquilo que considera desejar para si. Isso é o certo! Agindo dessa forma, fará seus sentimentos negativos e o vazio existencial desaparecerem e conhecerá coisas outras na vida que nunca teve tempo ou oportunidade de fazer e estará feliz consigo próprio.

Por que o sentimento de desesperança existe? Embora diminuído na fase atual da Medicina brasileira, ao médico é atribuído, desde formado, um espírito de nobreza perante a sociedade. É fato inconteste que esta considera mais nossa profissão e seus executores do que as demais profissões, que também são honradas e necessárias, mas não trazem sem si a nobreza do cuidado da vida! Parado, o médico tenderá a dar a si mesmo sentimento de menor consideração social. Seu valor perante si mesmo diminui, e sensações depressivas poderão afetar sua mente após alguns meses de euforia com viagens, sonhos realizados e antes estacionados em seu peito; e, agora, também livre de seus dissabores assistenciais: livre e feliz com a aposentadoria? Ilusão! Essa satisfação não durará.

Sei que não devemos deixar de sentir pena daqueles que não venceram:

> **Mas (...) vertamos também uma lágrima pelos homens que se esforçam por levar avante uma grande empresa, cujas horas de trabalho não estão limitadas pelo som do apito e cujos cabelos ficam prematuramente encanecidos na incessante luta em que estão empenhados contra a indiferença desdenhosa, contra a imbecilidade crassa e a ingratidão atroz, justamente daqueles que, sem o seu espírito empreendedor, andariam famintos e sem lar (...)**

Será que o cenário aqui descrito está sombrio ou severo demais para se esperar aposentadoria com bons pressentimentos? Pode ser. Mas a vida do médico é muito dura e nós precisamos, ao final de tudo, viver com alegria. A consequência da sensação de vazio é a desistência. Em virtude da incapacidade de encontrar um propósito ou de preencher o vazio que se instalou no interior de uma pessoa após poucos meses de inatividade – somando-se à desnecessidade de trabalhar e de conquistar –, um estado depressivo se instala e a pessoa deixa de querer tentar. Esse cenário é altamente prejudicial para a saúde mental, que deve estar bem para nos manter felizes até o fim.

Mas quero ressaltar as palavras de H. Hubbard ao escrever:

> (...) quando todo mundo se apraz em divagações, quero lançar uma palavra de simpatia ao homem que imprime êxito no trabalho que realiza; ao homem que, a despeito de uma porção de empecilhos, sabe dirigir e coordenar os seus esforços, inclusive o dos outros e que, após o triunfo, talvez verifique que o que mais ganhou foi: a paz consigo próprio . Todas as minhas simpatias pertencem ao homem que trabalha conscienciosamente; ao homem que toma uma incumbência, e luta por ela até o fim (...)

Estou velho e a velhice para mim é uma experiência nova. Então, o que é o novo? Infelizmente, uma coletânea de maus sentimentos. Difícil de se precisar, pois são muitas as novas sensações.

A primeira é a sensação da terminalidade da vida. Inexorável, mas ela fica precipitada e valorizada pela falta de oportunidade de se continuar levando a carta a Garcia, com o parar de trabalhar na Medicina. É muito pesado ao médico que assim trabalhou por uma existência. Se parar, surge o sentimento interior de desvalorização como pessoa perante a sociedade. Orgulhoso anteriormente de ter sido distinguido frente aos demais profissionais e por ser considerado como alguém que mais sabe sobre o que faz, todavia agora ele está no mesmo patamar e diminui-se . Deixou de ser diferenciado pela sociedade e de por ela receber atenção especial.

A segunda refere-se ao seu próprio ser, pois experimenta sensações que, embora sempre existissem, ficam agora ampliadas. Esquecimentos intranquilizantes e constrangedores; perda de vitalidade física para atividades que sempre executou – mesmo as mais moderadas –; surgimento de ansiedade, pequena e despropositada, mas constante com as coisas da vida que antes levava mais despreocupadamente; e limitações físicas que o envergonham ao espelho.

A terceira é a diminuição da tolerância, e... com tudo! Por quê? Resposta difícil, mas pode ser parcialmente explicada pelo cansaço de repetir as mesmas coisas, e elas não mudarem o quanto se pretendia ao proferi-las, ficando tudo do mesmo jeito ou mudando muito menos do que deveria.

A quarta, com a vida se extinguindo, refere-se ao tempo, para que o que ainda desejamos mudar, ficar mais apertado – mesmo com as benesses das filas especiais e preferências que a lei impõe à sociedade em relação à terceira idade. A menor atenção que os mais jovens dedicam aos velhos quando falam sobre mudanças quanto às novas atitudes da sociedade – considerando as suas juvenis, geniais, mas que, no fundo, são as mesmas testadas antes pelos velhos com meios diferentes dos atuais – é desanimadora.

A quinta, a sensação de menor benquerença por parte daqueles que cercam o idoso e, talvez, considerando-o pesado demais para a vida social e/ou em família.

Esse conjunto, retirado como parte de um todo maior que é individuado, dá a sensação de que o velho não tem mais compromisso com o futuro. O que é grave, pois afeta diretamente a sua saúde mental! E, assim, cria-se espaço para surgirem sentimentos depressivos, desmotivadores e de vazio da vida. O velho passa a ficar infeliz e antecipa seu fim.

Para preservarem em si próprios a sensação de ainda terem compromisso com o futuro e efetuarem o que esperam ainda fazer, tentam os mais velhos trabalhar de forma mais rápida de modo a dar tempo de fazer e curtir o eventual sucesso. Surge a pressa em fazer!

Também – interessante – o que em toda a vida lhe deu elã para trabalhar, ou seja, o ter rendimento e posse para aquisição de bens, passa a dar a isso menor importância, e os bens materiais perdem a sensação de valor que antes tinham. Também, soma-se a incerteza de como os descendentes levarão adiante o que tão arduamente conseguiu adquirir. Pergunta a si próprio: será que valeu a pena?

Então, a solução na vida é "levar sempre uma carta a Garcia". O que quero dizer é que devemos pensar em todos os momentos de nossas vidas que o que importa no fim dela é ser e estar feliz consigo próprio. Ter saúde mental e, para tanto, obrigatoriamente estar bem conosco, não pensar na morte como fim próximo, mas como um acidente na rota da vida, que pode ocorrer a qualquer momento e em qualquer idade. Quem se aposenta com a esperança de iniciar vida melhor, está enganado. A vida só é melhor se nós mantivermos o mesmo grau de utilidade social que sempre levamos em nossa vida anterior de médicos. Não pensemos na aposentadoria como um fim, e sim mais como um meio que vem se somar ao que continuaremos a fazer, ou seja, **continuar a sermos úteis e em progresso constante**; fazer planos aplicando o aprimoramento da subjetividade que adquirimos ao longo da vida – mesmo que em outra atividade – e que nos dê condições de continuarmos batalhando para o melhor, mesmo não sendo vencedores. Não devemos ficar curtindo as vitórias do passado, e sim as que mantivermos pela frente com a utilização dos conhecimentos que adquirimos em uma vida. Esses conhecimentos, bem aplicados, nos manterão felizes até o acidente final na estrada da vida, e que nunca saberemos quando ocorrerá. Seja continuando com o atendimento médico na envergadura que as condições físicas permitirem, seja aplicando o que aprendemos na vida de médico em outra atividade, como ainda no consultório – para continuarmos a exercer a profissão –, mas agora com mais atenção aos que nos procuram, sendo mais conselheiros para eles do que outra coisa; em pesquisa; no ensino; ou em outra atividade que tenhamos nos preparado, se caso fosse necessário usá-la – é que estaremos colaborando para nossa saúde mental. Com ela bem é que ficaremos bem; por conseguinte, foquemos nela; ela é o único meio para viver e morrermos felizes. Mas... felizes consigo próprios! É esta sensação de bem-estar que devemos cultuar e para a qual devemos saber nos programarmos.

Leve em tudo que fizer e em qualquer idade uma mensagem a Garcia! Sejamos assim, e nunca nos faltará alegria em viver. E, acima de tudo, continuaremos recebendo o difícil respeito de nossos pares, dos nossos amigos, dos nossos familiares, respeito este que, somado à PAZ INTERIOR paz interior do dever cumprido – antes conseguida –, nos dará, com certeza, a condição de dizer: eu sou feliz!

BIBLIOGRAFIA

https://novainter.net/blog/arq/mensagem_a_garcia.pdf

https://www.gcprime.com.br/post/2016/05/10/leitura-obrigat%C3%B3ria-uma-mensagem-a-garcia.

DIREITO MÉDICO
DIREITOS E DEVERES

ANTÔNIO FERREIRA COUTO FILHO

ALEX SOUZA

4

O Direito Médico, termo já consagrado no universo jurídico há muito, traz, em seu arcabouço, inúmeros conteúdos, centenas de controvérsias, milhares de discussões de toda grandeza, despertando tanto nos operadores do Direito como nos profissionais da Saúde, uma miríade de reflexões constantes.

Com o avanço e o aprimoramento da tecnologia – cada vez mais veloz e sofisticada – na área da Saúde em geral e da Medicina em particular, os desafios para o Biodireito e para a Bioética são gigantescos, sendo certo que a ciência jurídica tenta acompanhar essa jornada o máximo possível em tempo real, se assim se pode dizer.

Neste capítulo, os autores procurarão se limitar – em razão da multiplicidade de questões jurídicas e sociais que o Direito Médico contempla – aos direitos e deveres mais comezinhos, isto é, aqueles direitos e deveres básicos que norteiam as relações estabelecidas entre os médicos e as instituições hospitalares e os pacientes. A toda evidência que ficarão de fora inúmeros elementos que, embora importantes, não há como serem açambarcados em um capítulo.

Importante, todavia, chamar a atenção do caro leitor para o que hoje tem se convencionado denominar "direitos e deveres". Sim, não é nada simples. Ao contrário, plagiando a velha frase "menos é mais", o simples é, na verdade, o mais sofisticado.

Explicamos: não há que se falar em direitos e deveres, de modo geral e, a nosso ver, na Medicina principalmente, sem, quase que imediatamente, se pensar em "empatia", "direito sistêmico", "princípios" etc.

É fundamental que o presente capítulo seja lido com esse espírito, imbuído de um propósito que vá além de dogmática, seja ela jurídica, seja ela médica, sob pena de se transformar em um manual de condutas o que, definitivamente, ele não é.

Sem dúvida que não temos a pretensão de realizar um tratado deontológico, nem poderia ser de outra forma, em razão da sua natureza objetiva e "cirúrgica", rogando licença pelo o trocadilho. Mas nossa intenção é, indelevelmente, fazer deste capítulo um "pequeno tratado" de exercício de pensamento e reflexão.

Direito médico: direitos e deveres

Evidentemente que não é a finalidade do capítulo transcrever os direitos e deveres dos profissionais e pacientes constantes, principalmente, sem prejuízo de outras normas, no Código de Ética Médica. Para lá, sugerimos o leitor a se reportar, não uma vez, mas periodicamente, pois se trata de normatização extremamente importante em que constam desde a vedação de o médico deixar de elaborar prontuário legível até questões mais complexas, como do dever de informação, apenas para exemplificar.

Desejamos trazer, portanto, ideias centrais e, para isso, elegemos o que chamaremos de "o pilar" dos direitos e deveres na relação médico-paciente, qual seja, o princípio da confiança.

Iniciaremos por ele. Pode parecer, em um primeiro momento, que estamos a simplificar uma relação tão complexa. Será? Do que se trata afinal? À primeira vista, pode soar como uma ideia "clichê", um "lugar comum", um assunto trivial, falar em princípio da confiança na relação médico-paciente. Mas como dissemos alhures, "menos é mais". Em matéria de psique humana, o "simples" é fundamental, aliás, realmente o simples é sofisticado.

Por que essa insistência sobre o "menos é mais"? Bem, vamos lá: nas demandas judiciais e, também, na esfera deontológica, isto é, nas sindicâncias e nos processos éticos, um dos preceitos que mais giram em torno da análise do caso concreto é o contido no Código de Ética Médica, no inciso II do Capítulo I, que trata dos "Princípios Fundamentais", que assim diz: "O alvo de toda a atenção do médico é a saúde do ser humano, em benefício da qual deverá agir com o máximo de zelo e o melhor de sua capacidade profissional".

Os autores deste capítulo, que atuam há duas décadas na defesa do médico em todo o país, não podem mais se limitar a discorrer sobre questões de ordem prática, como, sem prejuízo de tantas outras muito importantes, a importância do prontuário bem redigido e completo, do termo de consentimento informado livre e esclarecido e, até mesmo, sobre o que fazer quando o paciente abandona o tratamento etc.

É necessário muito mais do que isso, conforme adiantamos na introdução. É de extrema importância que tenhamos profunda consciência filosófica e social de que a humanização – por mais paradoxal que possa parecer em tempos de tecnologia tão avançada – está "na moda". Sim, essa é a exigência geral e cada vez mais reivindicada em todas as áreas do comportamento humano e, por excelência, na Medicina.

Vamos ousar nesse momento e, portanto, exagerar, com a licença do carto leitor. E aí vão algumas perguntas provocativas: será que ter um prontuário exemplar e um brilhante termo de consentimento entregue previamente ao paciente é suficiente para o cumprimento dos deveres de informação e da boa redação do documento médico? E o paciente? Será que apenas dizer para o doutor que seguirá as recomendações é suficiente?

Vamos tentar responder e trazer à baila essa reflexão.

O princípio da confiança

O princípio da confiança é corolário do princípio constitucional da dignidade da pessoa humana, preconizado no inciso III do artigo 1º da Carta Magna. Por que afirmamos isso? Porque não há como se falar em **confiança** sem se socorrer à essência humana, condição nata, portanto, que todos devem preservar, qual seja, o caráter, o estilo. Entendendo-se estilo como a estética da Grécia antiga, isto é, a **ética**.

Importante dizer que todo o estudo sobre estética e o respectivo conceito que, por analogia, filósofos e pensadores transpuseram para o conceito de ética que, por sua vez, origina ou tem a potencialidade de originar inúmeras virtudes, nos faz, até hoje, na sociedade em geral e no estudo jurídico em particular, debruçar sobre a importância da "harmonia estética" (ética) nas relações humanas. A concepção platônica-aristotélica pode ser colocada em relevo no que concerne a essa temática.

O presente capítulo, porém, não trata de filosofia e, portanto, vamos abordar a questão, na medida do possível, mais próxima da "prática".

No Direito, utiliza-se, tanto na lei propriamente dita como na doutrina e nos julgados em todos os tribunais, o termo "boa-fé". Ainda é possível encontrar um prolongamento, digamos assim, dessa terminologia, qual seja, "boa-fé objetiva".

Em que contexto são empregadas essas nomenclaturas? Em estreita síntese, pode-se afirmar que exatamente no escopo das relações jurídicas.

Entende-se por relação jurídica, em uma interpretação mais livre, digamos assim, todo e qualquer relacionamento que tem o condão de gerar um efeito na atividade humana.

Adentrando mais no "juridiquês", pedindo licença para o uso da corruptela, o conceito de relação jurídica é um vínculo que se estabelece entre sujeitos com determinados interesses e que gera, por conseguinte, direitos e deveres. Vale dizer, ainda, que, evidentemente, as relação jurídicas são regidas ou norteadas por normas legais, desde as constitucionais, até as ordinária e mesmo, sem sombra de dúvida, as deontológicas.

Um grande jurista, chamado Jhering, disse que a relação jurídica está para a ciência do Direito assim como o alfabeto está para a palavra.

Muito bem, trocando em miúdos, estamos diante da chamada "teoria personalista", sem prejuízo de outras que surgiram, mas sobre as quais passaremos ao largo tendo em vista não serem objeto de estudo deste capítulo.

A relação médico-paciente é, indiscutivelmente, uma relação jurídica e, uma vez formada, cria repercussão na vida social, no âmbito das partes envolvidas, gerando, por óbvio, direitos e deveres.

Ao se ressaltar o princípio da confiança como um verdadeiro pilar desse vínculo estabelecido entre o esculápio e seu assistido, o que se deseja é trazer exatamente a meditação de que é impossível , por mais que ambas as partes se esforcem e promovam todas as atitudes que lhes competem – o médico proporcionar tudo que a ciência lhe dispõe para tratar o doente e o paciente fazendo a sua parte em se submeter ao tratamento.

Os direitos e deveres na relação de saúde são mútuos. Isso é de extrema relevância. Daí não concordarmos, com todas as vênias, com o Código de Proteção e Defesa do Consumidor reger a relação médico-paciente.

Nessa esteira, importa transcrever aqui o inciso XX do Capítulo I, (Princípios Fundamentais), do Código de Ética Médica, *verbis*: "A natureza personalíssima da atuação profissional do médico não caracteriza relação de consumo".

Excelente dispositivo legal; não obstante, a jurisprudência em todo o país, assim como a doutrina jurídica, ainda entende que as relações jurídicas na área da Saúde são regidas pelo aludido diploma legal.

Retornando ao raciocínio do princípio da confiança, não há como, em nosso entender, se analisarem os efeitos originados da relação médico/hospital-paciente, de maneira estática, apenas com formalidades, sem se levar em conta a essência *sui generis* dessa relação. A psique humana é complexa e, ousamos aqui dizer, que em matéria de atendimento e tratamento médicos, essa complexidade é elevada à 10ª potência.

Como encarar uma complicação grave, advinda após um procedimento cirúrgico, sem analisar, com muita meticulosidade, todos os aspectos emocionais daquele caso? Não estamos criando clichê ou factoide, não. Ao contrário, desejamos lançar luzes sobre o fato de que ao se discutir o processo em questão e, principalmente, no caso dos tribunais, tanto o judiciário como o ético, tem obrigação de sopesar os dois lados, sem protecionismo, tampouco corporativismo.

Fundamental que, ao se examinarem direitos e deveres, se mirem os dois lados da relação, ou seja, mirem-se os sujeitos – médico/hospital e paciente –, entendendo-se, definitivamente, que existem elementos objetivos e subjetivos.

Entre os deveres objetivos do médico, destacamos o de prestar informação clara, objetiva e adequada, o de respeitar a decisão do paciente desde que seja factível cientificamente, elaborar correta e suficientemente o prontuário, o sigilo profissional . Entre os deveres objetivos do paciente, destacamos o de seguir as orientações médicas de forma fidedigna, não interromper o tratamento sem autorização, informar ao médico ou se dirigir à emergência em caso de piora de seu quadro etc.

No que concerne aos direitos do médico e do paciente, vale colocar em relevo, entre tantos a respeito dos quais se poderia aqui discorrer, o do exercício da autonomia. Este, salvo melhor juízo, podendo ser colocado tanto no balaio dos elementos objetivos como no dos elementos subjetivos.

E, verdade, no exercício da advocacia, por mais de duas décadas, podemos dizer que muitos dos problemas na relação médico-paciente nascem da dificuldade desse exercício por ambos os sujeitos, ora um, ora outro.

Essa exata noção de que o paciente também tem deveres é valiosa. Ora, o paciente tem de cumprir com sua obrigação para poder exigir seus direitos. Daí, sendo, talvez, cansativos, a importância do princípio da confiança.

Esse pilar da relação médico-paciente está intimamente ligado à essência dessa relação *sui generis* estabelecida entres esses atores. A cooperação é a palavra, e cooperação mútua, cada um com sua batuta.

O Código do Consumidor, por reger a área da Saúde, interpreta o paciente como a parte mais fraca, vulnerável, **hipossuficiente**. Será?

O fato de paciente não deter conhecimento técnico da Medicina o faz tão vulnerável assim? O que dizer do médico diante de uma situação (complicação) totalmente adversa, inesperada e fora da curva médica estatística que, por vezes, acomete um paciente? Não estaria o doutor hipossuficiente também? Veja: não é hipossuficiência médica em si, mas a vulnerabilidade a que chamaremos de "genérica", ou seja, aquela intrínseca, em tantos casos, ao paciente.

Trazemos à baila, nesse momento, um princípio de nossa autoria, que ainda melhor elaboraremos, mas já o lançamos aqui até mesmo para efeito de direito autoral, denominado, por ora, de "princípio da idiossincrasia como causa da quebra do nexo causal".

As causas clássicas de quebra da relação de causalidade (nexo causal) para, então, se descaracterizar a responsabilidade civil, são: culpa exclusiva da vítima; fato de terceiro ou culpa de terceiro e caso fortuito; e a força maior.

Dois pacientes, com um quadro infecioso pulmonar bastante semelhante, são submetidos à mesma antibioticoterapia, iniciada no mesmo instante, da mesma forma. Um paciente reage, no tempo médico esperado, brilhantemente bem. O outro, todavia, reage muito mal, não apresentando melhora; ao contrário, necessita de uma mudança drástica no esquema, sendo trocados ou inseridos medicamentos.

Questões biológicas, idiossincráticas, inerentes a cada indivíduo podem desencadear complicações e insucesso totalmente imprevistos ou inesperados para o caso. Não estaria o médico vulnerável diante desse quadro? É uma questão para se colocar em debate.

E se o princípio da confiança é o pilar da relação médico-paciente e, por conseguinte, para a balança dos deveres e direitos de ambos, o dever-direito de informação para ambos é a consequência mais importante para a consagração desse pilar.

Sem honestidade, lealdade e transparência do médico para com o paciente e deste para o doutor, não haverá, de

Teoria da eleição procedimental

Não podemos deixar de transcorrer aqui, ainda que sucintamente, sobre outra teoria de nossa autoria, qual seja, a teoria da eleição procedimental, que tem seu nascedouro exatamente na nossa análise detida e científica sobre a atividade da Saúde em geral e do médico em particular.

Não se pode olvidar que, em todos os processos (processo aqui empregado como termo ligado à gestão, à logística), nós encontramos etapas, protocolos, sequências etc., que visam, mediante critérios, chegar a determinado resultado.

É disso que trata, em suma, a teoria da eleição procedimental, aplicada à relação médico-paciente. O profissional da Saúde está o tempo todo fazendo escolhas, priorizando atividades em prol da saúde, do bem-estar e da vida do indivíduo, isto é, do paciente.

O propósito maior de uma teoria é orientar determinado segmento do conhecimento humano – ciência ou arte – em dado espaço e em dado acontecimento, seja este natural, seja provocado pelo homem.

As mais variadas questões jurídicas que comportam controvérsias e intenso debate não faltam, sendo certo que o papel da doutrina, assim como o da jurisprudência, é fundamental.

A análise das peculiaridades de cada fato social é vital para o aprimoramento do pensamento e dos institutos jurídicos. É nessa toada que temos a proposta de trazer a teoria da eleição procedimental. Após mais de duas décadas atuando exclusivamente na área da Saúde, mais precisamente na defesa do profissional da Saúde e das instituições clínicas e hospitalares, não temos dúvida de que os elementos que fazem parte da substância de tão nobre atividade necessitam de análise profunda e contínua.

Esse posicionamento ao qual denominamos "teoria da eleição procedimental" se sustenta em três premissas básicas no que concerne à responsabilidade civil médica e hospitalar, quais sejam: uma prestação de serviço com obrigação de meios; responsabilidades objetivas e subjetivas; variação e inconstância na prestação do serviço que independem do seu fornecedor.

É de se reforçar que o foco dessa teoria é a responsabilidade jurídica na área da Saúde, especialmente na relação médico/hospitalar-paciente. Norteia, portanto, a prestação de um serviço essencial para a sociedade, qual seja, a proteção da vida e da saúde.

Todo proceder médico requer, a cada momento, uma visão singular do caso apresentado e, a partir daí, a definição do melhor tratamento a ser utilizado. Podemos dizer que, não obstante o serviço médico tenha começado a ser prestado desde o momento em que o paciente se postou à frente do profissional, ele somente se delineará após uma primeira análise, oral e visual, ou complementar mediante exames realizados.

Desde o primeiro atendimento, especialmente nos casos de urgência e emergência – ou mesmo nos procedimentos eletivos invasivos –, a prestação do serviço médico passa por eventualidades, muitas vezes imprevisíveis para determinado caso, ou mesmo previsíveis, porém inevitáveis.

O profissional da Saúde, médicos, enfermeiros, dentistas etc., ao cuidar do paciente, elege uma prioridade na seguinte ordem: vida; saúde; integridade física, estética e psicológica.

Trata-se de um processo dinâmico e variável, posto que a preocupação maior do médico é salvar a vida do paciente. Após lograr esse êxito – se lograr –, passará a priorizar a sua saúde e, logo depois, ou conjuntamente, a sua integridade física e estética. Porém, de repente, poderá novamente priorizar a vida, sendo ou podendo ser este um processo cíclico. Em suma, há sempre um bem jurídico a ser protegido pelo médico e, mesmo durante um diagnóstico, tratamento ou mesmo um ato cirúrgico, esse bem jurídico pode mudar de foco, forçando o médico, que cuidava de uma situação estética, abruptamente, tenha de mudar seu foco e passar a proteger a integridade física ou até à vida. Ainda assim, após controlada a mudança de rumo, o médico poderá voltar a cuidar de um foco estético. Tudo é muito dinâmico, lembrando que a única constância é a mudança. Entendemos que a mitigação do bem jurídico que estava sendo protegido, no momento do alegado dano, à luz da teoria da eleição procedimental, poderá contribuir para uma verificação mais técnica e justa da existência ou não do nexo causal. O principal elemento contributivo da teoria de eleição procedimental repousa na impossibilidade de pretender impingir definições e teorias prévias que tenham o condão de tratar de forma diferente dois seres humanos; claro, para os exclusivos casos dos atos entre médicos e seus pacientes.

Essa essência dinâmica e de álea a que a Medicina está afeita tem de ser analisada, social e juridicamente, de forma especial, sem dúvida alguma.

Essa eleição de prioridades proferida pelo médico, por exemplo, embora possa parecer truculenta, em algum nível, não tem nada de irreal ou imaginário. É a realidade constante e diária de todos os profissionais da saúde em todo o mundo.

Estar diante de tomadas de decisão que requerem a eleição de prioridades é uma constante. O olhar do operador do Direito jamais poderá deixar de levar essas variáveis em consideração.

A ordem adotada e a prioridade eleita pelo profissional da saúde em certo procedimento aplicado a seu paciente têm íntima relação com os princípios jurídicos constitucionais e infraconstitucionais e, até mesmo, com os do Código de Proteção e Defesa do Consumidor, o que não significa que este Código tenha de reger a atividade médica/hospitalar, no caso exclusivo de dois cidadãos.

Em síntese, a teoria da eleição procedimental traz, em seu bojo, em sua essência, a análise sistemática e científica de que critérios, protocolos, consensos médicos e normas administrativas precisam sempre ser mitigados à luz das nuances e riscos inerentes à atividade da Saúde em geral, e da Medicina em particular, na busca da descoberta do bem jurídico que se buscava proteger, auxiliando na busca da boa-fé.

Essa teoria não traz nenhuma proposta de parcialidade ou protecionismo. Ao contrário, eleva o pensamento jurídico para novos rumos, sendo certo que apenas por meio da observação e da experimentação é que poderemos chegar a conclusões mais próximas da justiça e, portanto, da verdade. Tem o condão de afastar casuísmos e paternalismos.

A teoria da eleição procedimental representa esse universo dinâmico, complexo e frágil, em virtude da impotência do ser humano diante do seu próprio corpo.

Como é notório, não se poderia concluir um capítulo, no qual se discorre sobre direitos e deveres na relação médico-paciente, sem a abordagem, ainda que sucinta, dessa teoria tão importante.

A sociedade tem avançado para diferentes direções. A Medicina, igualmente, em especial no que tange à tecnologia, tem galgado cada vez mais degraus. Com os avanços, aumentam-se também as responsabilidades. Talvez possamos sonhar com um dia em que leis "paternalistas" não se façam necessárias e, assim, avancemos para um grau ético preconizado pelos gregos antigos.

ASSISTÊNCIA, ACADEMIA OU AMBOS?

Como saber?
Como dosar?

EDIVALDO M. UTIYAMA, TCBC

SÉRGIO HENRIQUE BASTOS DAMOUS, TCBC

5

Ao receber o convite para responder às três perguntas, hesitei em aceitá-lo em virtude da complexidade do tema. A primeira questão interroga se a assistência e a academia poderiam ser desenvolvidas de maneira exclusiva ou se seria possível atuar nas duas atividades simultaneamente. Já a segunda questão interroga se seria possível desvendar qual é a melhor prática médica. A terceira pergunta apresenta, no meu entender, a ideia de atividades complementares e questiona como saber a intensidade de uma em relação a outra ou se faz necessário saber como praticá-las de maneira equilibrada e com sinergismo. Além disso, considerei a importância de saber como os doentes, os médicos assistenciais e os médicos acadêmicos responderiam às três perguntas. Para justificar a complexidade do assunto, recordo algumas frases que ouvi no passado como: "é melhor o médico com a prática do dia a dia que o médico teórico"; "as escolas médicas ensinam a teoria, e não a prática da Medicina;" e "a Medicina oferecida no sistema público é diferente da oferecida no privado".

A pandemia da covid-19, que provocou mais de 680 mil mortes no Brasil, desde março de 2020 até setembro de 2022, desencadeou e acirrou ainda mais o debate entre a assistência à saúde com base em achismo contra aquela com base na ciência. O confronto de opiniões decorreu do pouco conhecimento sobre a doença e sobre o mecanismo de ação do vírus. A falta de informação gerou a oportunidade para muitos defenderem opiniões e interesses políticos ou econômicos. A ciência, as ações sanitárias para evitar a propagação da pandemia e até a vacina foram questionadas. Propostas terapêuticas sem comprovação científica, posturas negacionistas e condutas alarmistas não faltaram durante a pandemia. O que aconteceu com a covid-19 reforça ainda mais a importância deste tema.

O planejamento deste capítulo foi para que o leitor, ao fim, consiga as respostas dos quesitos mencionados no título. Portanto, julguei importante desenvolver o conceito de assistência e de academia, quais seriam os fatores que os doentes consideram para escolher o seu médico e quais seriam as causas dos eventos adversos mais frequentes.

Assistência à saúde

Por definição, assistência na área da Saúde significa ajuda ou auxílio especializado. Segundo a Organização Mundial da Saúde (OMS), a assistência à saúde é o tratamento de doenças e a preservação da saúde utilizando serviços médicos, farmacêuticos, Enfermagem, Fisioterapia, Fonoaudiologia, Terapia Ocupacional, Nutrição, Odontologia, Psicologia e outras áreas relacionadas para promover o bem-estar físico, mental e social, e não apenas a ausência de doenças. Incluí serviços preventivos, curativos e paliativos, seja para um indivíduo, seja para uma população.

No Brasil, há dois sistemas de assistência à saúde. O público, denominado "Sistema Único de Saúde" (SUS), é oferecido pelo Governo Federal e custeado pelos impostos pagos pela população. A assistência é disponibilizada em atenção primária (postos básicos de saúde), atenção secundária e terciária (unidades de pronto atendimento e hospitais). Na assistência médica privada, o sistema de saúde suplementar é oferecido em laboratórios, clínicas e hospitais particulares. É cobrado um valor para utilizar os serviços. A Agência Nacional de Saúde (ANS) regula o mercado de saúde suplementar por meio de várias leis, regulamentações e normas técnicas, porém as operadoras são livres para oferecer planos de acordo com a idade do contratante, doenças preexistentes e vários outros fatores. É possível contratar a medicina privada diretamente ou por meio de planos de saúde e seguros de saúde.

Os planos de saúde são oferecidos por empresas privadas, que oferecem um grupo de profissionais de várias especialidades, atendimentos em clínicas, hospitais, laboratórios e vários locais que fazem o atendimento à saúde. O funcionamento se d á por meio de um contrato entre a operadora do plano de saúde e os contratantes. A partir desta assinatura, a operadora oferece uma rede de atendimento credenciada para que o paciente escolha os serviços que melhor o atenderem.

Deste modo, a contratante paga para o plano de saúde manter uma rede de atendimento em hospitais, clínicas, laboratórios e afins.

As leis que regulamentam os planos de saúde permitem que as operadoras estabeleçam um período de carência, ou seja, um tempo pré-determinado para o início da vigência das coberturas. Esse período é de no máximo 180 dias, com exceções para os procedimentos de parto (300 dias), urgência e emergência (24 horas) e a cobertura de doenças preexistentes (24 meses). Além disso, são cobertos pelos planos consultas e exames investigativos e de diagnósticos reconhecidos pelo Conselho Federal de Medicina (CFM). Os planos de saúde apresentam as seguintes vantagens:

- Tranquilidade e segurança, com a garantia de um atendimento de qualidade quando mais for necessário;

- Possibilidade de realizar a portabilidade do plano se o usuário precisar se mudar, sem que seja necessário cumprir novos prazos de carência;

- Acesso a uma rede credenciada que oferece todos os procedimentos obrigatórios definidos pela ANS;

- Nenhum custo no momento do atendimento.

O seguro saúde é um serviço oferecido por seguradoras que permite aos segurados a possibilidade de escolher os médicos, laboratórios, hospitais e afins de acordo com sua preferência, garantindo, assim, o reembolso das despesas médicas para os clientes de acordo com o que está previsto em contrato. Com essa modalidade de seguro, o contratante não depende das opções, datas e horários estabelecidos pelos convênios, como acontece com os planos de saúde. Sendo assim, o seguro dá cobertura aos riscos de assistência médica e hospitalar e também é supervisionado pela ANS e regido pela Lei n. 9.656 /98. Algumas seguradoras ainda disponibilizam serviços referenciados, ou seja, uma pequena rede de médicos e colaboradores recomendados, cujo pagamento é feito diretamente ao prestador de serviços médicos pela própria seguradora, sem que seja necessário solicitar o reembolso. O seguro saúde apresenta as seguintes vantagens:

- Liberdade de escolha por médicos, hospitais e laboratórios;

- Qualidade no atendimento, com a possibilidade de se buscar por profissionais de confiança e que atendem as reais necessidades do usuário;

- Custo-benefício, já que os seguros podem se adequar ao orçamento familiar e a às necessidades de uso do cliente;

- Flexibilidade para discutir as cláusulas do serviço.

O SUS é um dos maiores e mais complexos sistemas de saúde pública do mundo, abrange desde a atenção primária até os cuidados de alta complexidade como o transplante de órgão. Garante a assistência integral, universal e gratuito para toda a população do país. Durante a Pandemia da covid-19, o SUS comprovou a importância da existência de um sistema público de saúde, gratuito e universal. A resposta à doença foi exemplar, com a abertura de leitos, a organização de um guia para orientação de profissionais de saúde e o aprimoramento do sistema de vigilância. Ter acesso a uma boa assistência médica é estar amparado em situações de risco à saúde, já que ela dispõe de profissionais especializados em diversas áreas da Saúde, clínicas, laboratórios, hospitais e profissionais 24 horas para casos de emergência.

Academia

Nos dias atuais, quando pronunciamos o vocábulo "academia", muitos se lembrarão imediatamente de um lugar onde se pratica o exercício físico. Poucos se lembrarão que pode representar uma associação ou grupo de pessoas voltadas a propósitos intelectuais e ou culturais , como exemplo cito a Academia Brasileira de Letras, a egrégia Academia Real das Ciências da Suécia, que outorga todo ano o prêmio Nobel de Física e Química.

O *Dicionário Etimológico da Língua Portuguesa*, do Prof. Antenor Nascentes, veicula a seguinte explanação acerca da origem do termo "academia":

> " A palavra "academia" advém do idioma grego Ακαδήμεια (academia) e pelo latim academia. Em um bosque de oliveiras e plátanos a oeste de Atenas, denominado com o mesmo nome de um herói chamado de Academo, instalou-se um ginásio onde Platão, que morava nos arredores, vinha explicar suas doutrinas aos discípulos. Depois o nome se generalizou para todas as sociedades organizadas, de sábios, poetas e artistas.

Logo, vemos que "academia" vem de um nome próprio, de uma pessoa: Academo. Segundo o Dicionário Aurélio, o termo apresenta as seguintes acepções para o verbete "academia":

> " [Do gr. *akademía*, pelo lat. *academia*]. Substantivo feminino. 1. Escola criada por Platão (v. platonismo) em 387 a.C., situada nos jardins consagrados ao herói ateniense Academo, e que, embora destinada oficialmente ao culto das musas, teve intensa atividade filosófica. **[Com cap. Cf. Escola de Atenas.] 2. P. ext.** Escola de qualquer filósofo. 3. Estabelecimento de ensino superior de ciência ou arte; faculdade, escola: **academia de direito, de medicina, de engenharia; Academia Militar das Agulhas Negras. 4.** Escola onde se ministra o ensino de práticas desportivas ou lúdicas, prendas, etc.: **academia de judô, de dança, de corte e costura. 5.** Sociedade ou agremiação, particular ou oficial, com caráter científico, literário ou artístico. **6.** O conjunto dos membros de uma academia (5). **7.** Local onde se reúnem os acadêmicos **[v. acadêmico (6 e 7)]. 8. Bras. Restr.** A Academia Brasileira de Letras. **[Com cap., nesta acepç.] 9.Bras. N.E.** V. amarelinha 2. **[Cf. acadêmia.]**

Note-se que a primeira acepção, a mais importante e que decerto caracteriza o vocábulo, define "academia" como a escola criada pelo filósofo Platão. A segunda acepção, igualmente alicerçada na essência do termo definido, diz que "academia" é a escola de qualquer filósofo. A terceira acepção oferecida pelo lexicógrafo Aurélio, a qual, outrossim, repousa na alma do vocábulo em apreço, conceitua "academia" como um estabelecimento de ensino superior de ciência ou arte.

A partir da Renascença, quando houve a curiosidade de se entender melhor o corpo humano, começou a se criar o que se denominada hoje "método científico" ou "método cartesiano", ou seja, testar para validar. Quando esse método foi aplicado mais amplamente dentro da Medicina, nos últimos 100 anos e, mais intensamente nos últimos 50 anos, esta deu um salto muito grande na construção do conhecimento. Ao longo dos anos, muitas doenças foram erradicadas; outras, consideradas incuráveis, agora são facilmente tratáveis. Mesmo alguns quadros clínicos considerados irreversíveis já conseguem receber tratamentos paliativos que promovem todo o conforto necessário para pacientes e familiares.

Um estudo de 2011, que avaliou a evolução do conhecimento médico, apontou que o tempo necessário para todo o conhecimento médico dobrar em 1950 foi de 50 anos; em 1980, foram 7 anos; em 2010 de 3,5 anos. Em 2020, a projeção era de 0,2 anos – apenas 73 dias. Ou seja, a cada 2 meses e meio, o conhecimento médico no mundo dobra.

Os médicos acadêmicos, em virtude de sua compreensão da ciência e da Medicina, aplicam os conhecimentos, obtidos pela investigação científica, no cuidado de seus pacientes. Eles são capazes de fazer perguntas clinicamente relevantes e análise crítica apurada, também têm maior capacidade de síntese, o que facilita a tomada de decisão de forma coerente e consistente.

Entretanto, nos últimos anos, estamos testemunhando a redução de médicos acadêmicos atribuído à instabilidade do financiamento federal para as pesquisas, à crescente abertura de escolas médicas focadas apenas no ensino, a mudanças econômicas e intelectuais que tornaram as carreiras de pesquisa menos atraentes para jovens médicos, às políticas de contenção de custos que limitam as oportunidades de pesquisa em ambientes clínicos e ao aumento da duração do treinamento de pós-doutorado necessário para uma carreira de pesquisa bem-sucedida. Como consequência da escassez do médico acadêmico, observa-se a elevação do custo da assistência médica seja pelo uso indevido de recursos, seja pelo gasto destinado para corrigir os eventos adversos decorrentes de decisões inadequadas.

Como saber?

Uma maneira de saber qual tipo de médico é mais adequado, assistencial ou acadêmico ou ambos é conhecer como os doentes fazem a escolha dos seus médicos. Tomando como exemplo a possibilidade de uma cirurgia e considerando os riscos inerentes do procedimento, o doente, nesta situação, deveria ser capaz de escolher o cirurgião com base em informações seguras e precisas. No entanto, há poucas informações sobre quais fatores os pacientes consideram importantes na escolha do cirurgião. Em uma revisão sistemática que envolveu 86 estudos, conclui-se que os doentes utilizam uma ampla gama de fatores. A reputação e a competência são as características mais valorizadas. Os pacientes também costumam selecionar o cirurgião com base na indicação sugerida por alguém de confiança e em informações sobre as habilidades técnicas e interpessoais. Outros doentes consideram mais importantes do que as características do profissional os recursos hospitalares existentes e a distância entre a residência e a localização do nosocômio. Enfim, os doentes recorrem a uma infinidade de fatores ao escolher um cirurgião e as circunstâncias que cercam as decisões podem diferir com base em fatores sociodemográficos, culturais e outros.

A reputação do cirurgião é apontada como a característica mais importante para o doente escolher seu médico. Os fatores que compõem a reputação são vários: 64% consideram a recomendação de outro médico; 31% valorizam a indicação de amigos e familiares; 16%, propagandas; 15% resultados do tratamento.

A competência clínica é o segundo fator que auxilia os pacientes na escolha do cirurgião. Consideram competentes aqueles com elevado nível de habilidade médica e técnica avaliado com os anos de prática, treinamento especializado e o a quantidade realizada de determinada cirurgia. Esses fatores são mais valorizados que o prestígio da residência ou da bolsa de estudo em outro país.

Como supramencionado, a escolha do médico pelos doentes recebe influência externa por meio da opinião de amigos, familiares, médicos, propagandas e divulgação em diversas mídias. Independentemente da forma de divulgação, o fator determinante é a prova social, constituída no *feedback* dos doentes em relação à assistência recebida. A contratação de celebridades para endossar um serviço ou produto é uma prática realizada há muito tempo e vai ao encontro a esse objetivo. Com a popularização da internet e o advento das redes sociais, essa ideia se fortaleceu. Por isso, a busca por depoimentos e avaliações passou a ser uma ação corriqueira. O poder da prova social está na crença de que aquela recomendação é verídica e espontânea. Com isso, ela transmite credibilidade e confiança para aqueles que estão buscando pelo mesmo serviço, mas ainda não se decidiram. Para escolher um médico pela internet, o indivíduo procura na avaliação de outros pacientes o respaldo que precisa para tomar a sua decisão. Mais da metade das pessoas busca opiniões de outros pacientes ao escolher um médico pela internet. Os médicos que recebem 10 avaliações positivas dos doentes apresentam potencial de aumentar em cinco vezes o número de atendimentos; principalmente se forem encontrados, nessas avaliações, a facilidade de contato com o consultório e de agendamento de consultas, atendimento humanizado, capacidade técnica do profissional, preço justo, conforto do ambiente e bom pós-consulta. Os canais mais utilizados pelas pessoas para escolher um médico pela internet são as redes sociais e os *sites* médicos.

Como dosar?

Para dimensionar a proporção ideal entre a assistência e a atividade acadêmica no atendimento do doente é essencial compreender a relação entre o médico e o paciente. Esta é um componente importante no cuidado de alta qualidade. Ela se estabelece entre duas pessoas com grau de informações diferentes. Em virtude da assimetria de informação, é necessária a confiança mútua. O paciente deve confiar no que o médico propõe e o médico deve confiar no paciente quanto a este seguir, da melhor forma, as instruções para que melhore. Além de ser uma relação de confiança, também é uma relação de responsabilidade e ética profissional.

Relacionamentos médicos-pacientes confiáveis estão associados à divulgação de informações verdadeiras, à adesão e à satisfação do paciente e aos cuidados com melhores resultados de saúde. A confiança tem relação direta com a satisfação do paciente e com o resultado do tratamento.

É importante que o profissional não trate o paciente como mais um número, mas dê a devida atenção que este merece, afinal estamos falando de uma vida que precisa de cuidados. Por isso, algumas clínicas e alguns hospitais estão adotando o atendimento humanizado. Estudos relataram que 80% das ações judiciais resultaram da má comunicação, muitas vezes em razão da falta de empatia por parte do médico durante as interações. A empatia é a capacidade de compreender a perspectiva e os sentimentos do paciente, bem como a de compartilhar e a de agir sobre esse entendimento durante as interações interpessoais.

A relação entre médico e paciente é bilateral, ou seja, um precisa do outro. O médico, para ter sucesso em sua profissão, precisa conhecer os protocolos terapêuticos que possibilitam os melhores resultados e deve ser claro e objetivo quando conversar com o paciente. Mesmo que seja difícil dar algumas notícias, é essencial que o profissional mantenha uma conversa direta sobre qualquer assunto. Por isso, é importante que ele informe ao paciente o motivo de todos os exames solicitados, assim como dos procedimentos que deverão ser feitos. Todo esse processo deve ser conduzido com muito cuidado e tranquilidade. Além disso, o médico deve sempre explicar os termos médicos que emprega, pois, muitas vezes, o paciente precisa de uma orientação mais clara. Informações muito específicas, ou mesmo o próprio funcionamento do organismo, podem ser algo distante do conhecimento dos pacientes. Portanto, é necessário que o médico seja acadêmico, isto é, que tenha domínio do conhecimento científico e transmita as orientações ao doente de maneira empática e confiante.

Eventos adversos

De acordo com a Classificação Internacional para Segurança do Paciente, que objetivou organizar os conceitos e as definições sobre segurança do paciente, o evento adverso (EA) constitui lesão ou dano não intencional que resulta em incapacidade ou disfunção, temporária ou permanente, e/ou prolongamento do tempo de permanência hospitalar ou morte em decorrência do cuidado em saúde prestado, não havendo vínculo com o processo de doença subjacente do paciente. A análise de prontuário de doentes internados revelou incidência dos eventos adversos entre 5,7% e 14,2%. Foram considerados evitáveis em 31% e 72,7%. Entre a totalidade, 38% eram pertinentes a procedimentos cirúrgicos e 19%, a medicamentos. Os EA decorrentes dos procedimentos operatórios estão relacionados principalmente às habilidades técnicas e às não técnicas.

Após a ocorrência de um erro que causou danos a um paciente, muitas vezes nos perguntamos como ele aconteceu. Pode ser muito tentador colocarmos a culpa em um único problema ou pessoa. Porém, ao fazê-lo, estamos simplificando demais a questão, pois essa atitude pressupõe que é possível ou correto apontar um único fator contribuinte. Desde que a OMS lançou a Aliança Mundial para a Segurança do Paciente, em 2004, a experiência mostrou que isso raramente é verdade. A tarefa de compreender e classificar os fatores contribuintes pode ser complexa. O entendimento sobre a ampla variedade de elementos que resultam no erro final deve ser acessível a todos os profissionais de Saúde. As instituições que aceitam a ideia de que os erros podem e vão ocorrer têm sistemas internos preparados para lidar com os erros e promover ações para evitar sua repetição. Há cinco formas de reduzir a ocorrência de EA:

1. Procedimentos operacionais padrão (POP) e protocolos;

2. Garantia de um treinamento válido e atualizado;

3. Comunicação efetiva;

4. Segurança de medicamentos;

5. Envolvimento do paciente

Considerações

▨ O conhecimento médico dobra a cada 73 dias.

▨ A Medicina de hoje é de precisão com tratamentos clínicos e cirúrgicos personalizados.

▨ Os doentes escolhem seus médicos considerando a reputação e a competência clínica.

▨ Relação médico-paciente deve ser construída com base na empatia e na confiança mútuas.

▨ As habilidades técnicas e não técnicas são os principais fatores que propiciam a ocorrência de eventos adversos.

▨ A melhor prática médica é aquela em que a assistência e a ciência se complementam de forma equilibrada.

BIBLIOGRAFIA

Constitution of the World Health Organization. In: World Health Organization: Basic documents. 45 ed. Geneva: World Health Organization; 2005.

Nascente A. Dicionário etimológico da língua portuguesa. Rio de Janeiro; 1955.

Garrison HH, Ley TJ Physician-scientists in the United States at 2020: trends and concerns. FASEB J. 2022; 36(5):e22253.

Alexander TY, Kelly JL, Gaya S, Timothy M, Pawlik A. Systematic review of the factors that patients use to choose their surgeon. World Journal of Surgery 2016; 40: 45-55.

Qing Wu , Zheyu Jin, Pei Wang The Relationship Between the Physician-Patient Relationship, Physician Empathy, and Patient Trust J Gen Intern Med. 2022; 37(6):1388-1393.

Uyesaka A. Confiança médico-paciente: saiba a importância dessa relação!. Disponível em: https://blog.vitta.com.br/2020/04/16/confianca-medico-paciente-saiba-a-importancia-dessa-relacao/.

Zanetti ACB, Gabriel CS, Dias BM, Bernardes A, Moura AA, Gabriel AB, Lima Júnior AJ. Avaliação da incidência e evitabilidade de eventos adversos em hospitais: revisão integrativa. Rev Gaúcha Enferm. 2020;41:e20190364.

6

A FORMAÇÃO DO CIRURGIÃO NO SÉCULO 21

LUIZ CARLOS VON BAHTEN , TCBC

JERÔNIMO LIMA

> **A educação médica não existe para proporcionar aos alunos uma maneira de ganhar a vida, mas para garantir a saúde da comunidade.**
>
> *Rudolf Virchow*

O mundo que nos cerca vive em permanente ebulição. Constantemente, passa por transformações de ordem social, econômica, epidemiológica, biológica, emocional e religiosa.

Vivemos, segundo o sociólogo Zygmunt Baumann, em uma modernidade líquida, na qual se acredita que existe uma crescente convicção de que a mudança é a única coisa permanente, e a incerteza é a única certeza. Este é o mundo caracterizado pelo acróstico VUCA:

V. Volatilidade (*volatility*) dos pensamentos;

U. Incerteza (*uncertainty*) dos eventos;

C. Complexidade (*complexity*): a falta de conexão clara entre a causa e o efeito.

A. Ambiguidade (*ambiguity*): os múltiplos significados das respostas.

Os indivíduos da modernidade líquida administram de forma equivocada suas incorreções , em virtude da falta de resolutividade nas condições que os rodeiam. Para decifrar o desenvolvimento do cirurgião nesta ambiguidade de gerações, deve-se conhecer as peculiaridades que afetam o modo como este indivíduo está sendo formado.

Existem, neste contexto, duas categorias com características sociológicas específicas nas diversidades geracionais: os imigrantes digitais; e os nativos digitais. Os imigrantes digitais são divididos em dois grupos: os veteranos; e os *baby boomers*.

Os veteranos são os indivíduos que, no seu perfil sociológico, se apresentam altamente fidelizados quanto a seus compromissos institucionais, valorizam o sacrifício pessoal no trabalho e têm uma grande experiência acumulada em sua trajetória de vida.

Os *baby boomers*, por sua vez, são indivíduos reconhecidos pela sua grande dedicação ao trabalho e pela sua capacidade de fazer carreira, acreditam na sustentação conceito de empregabilidade a qualquer custo.

O conjunto dos nativos digitais pode ser dividido em três grupos: a geração X; a geração Y; e a geração Z.

A geração X tem como característica uma mente muito aberta para as diversidades sociais; as pessoas dessa geração já receberam institucionalmente, nas escolas, o aprendizado digital. São altamente competitivas e reconhecidas como cidadãos do mundo.

A geração Y foi apresentada ao ambiente digital na própria vida familiar. Os indivíduos agrupados nesta geração são extremamente reivindicativos, têm grande consciência social e apresentam como particularidade a interatividade e a tendência a mudar de profissão ou emprego.

A geração Z foi exposta ao ambiente virtual praticamente incorporado ao dia a dia da família. Trata-se de indivíduos críticos, seletivos, autodidatas *online* e são os verdadeiros nativos digitais-virtuais.

As diferenças de gerações afetam a forma como o cirurgião está sendo formado. Halsted, em 1904, reconheceu a importância do treinamento repetitivo e progressivo quando estabeleceu sua School for Safety in Surgery, pela qual definiu que a certificação somente deveria acontecer quando o cirurgião demonstrasse habilidade técnica suficiente.

O ensino de cirurgia tem sofrido diversas modificações nos últimos 50 anos. A metodologia tradicional, que, nos anos 1970 promovia um ensino ancorado no saber do professor, vem progressivamente sendo questionada. Muitos avanços nos processos de aprendizagem de adultos e na compreensão dos conceitos de competência e autenticidade profissional estão sendo incorporados à prática médica.

O ensino em cirurgia

O processo da aprendizagem é pessoal, varia de um indivíduo para o outro. Esse talvez seja o principal motivo que impede que todos os profissionais tenham, ao mesmo tempo, o mesmo aprendizado.

O aforisma de que "os grandes cirurgiões já nascem prontos" transmite a falsa ideia de um talento inato, que não pode ser aprendido. Mas sabe-se que o conhecimento da anatomia e da fisiologia pode ser aprendido e que as habilidades técnicas podem ser desenvolvidas com treinamentos. A aquisição dessas habilidades técnicas são um processo lento para o qual é indispensável a experiência prática. As habilidades técnicas são conhecidas como um conjunto de *hard skills* e podem ser mensuradas e, portanto, aferidas.

Os cirurgiões que começam seu treinamento precocemente e fazem-no por muito tempo são capazes de realizar o procedimento de forma automática, sem que precisem pensar nos movimentos que devem fazer. A habilidade é um componente importante do domínio psicomotor. Por meio de seu exercício diário, ele é capaz de demonstrar autocontrole e é menos propenso às distrações quando está operando.

A Acreditation Council for Graduate Medical Education (ACGME) estabelece seis competências fundamentais a serem alcançadas durante a residência: o conhecimento médico; o cuidado ao paciente; as habilidades interpessoais; habilidades de comunicação; o profissionalismo; e a aprendizagem com base na prática médica.

McDonald cita, em suas reflexões, que cirurgiões apresentam características que, associadas a uma grande habilidade técnica, compõem o que ele denominou "excelência em cirurgia". São elas: preparo mental; compromisso; autoconfiança; atenção; e reflexão

As competências não técnicas foram divididas em quatro categorias: conhecimento da situação; tomada de decisão; comunicação; e trabalho de equipe e liderança. Ao contrário das *hard skills* (habilidades técnicas), as *soft skills* são mais difíceis de quantificar e reconhecer porque se trata de habilidades sociocomportamentais ligadas diretamente às aptidões mentais de um cirurgião e à capacidade de lidar positivamente com fatores emocionais. De nada adianta contar com um profissional tecnicamente capacitado, mas que tenha enorme dificuldade em lidar com ambientes de pressão ou de trabalho colaborativo.

O objetivo dos programas de treinamento em Cirurgia nada mais é que produzir profissionais competentes, capazes de prestar a melhor assistência médica possível à população, independentemente do local em que atuem. Para que o treinamento seja proveitoso, é necessário um currículo estruturado e equilibrado, com objetivos definidos para cada etapa. O cirurgião deve ter o poder de decisão diante das singularidades que possam se apresentar no cotidiano médico. O seu treinamento não deve ser apenas mecânico, pois este pode resultar na formação de seres autômatos. As características inatas de um cirurgião são estabelecidas pela suas capacidades profissional, ética e moral.

É um longo caminho até as mudanças de concepções preexistentes e a substituição para um modelo de qualidade, humanizado – no sentido mais pleno da palavra – e centrado no paciente.

Depois de muitos anos tentando mudar a formação do cirurgião geral e o aprendizado na residência médica em Cirurgia Geral, o Colégio Brasileiro de Cirurgiões (CBC) reescreveu a história, mudou a matriz do respectivo programa e aumentou sua duração para 3 anos.

A resolução nº 48 da Comissão Nacional de Residência Médica (CNRM) que trata da nova Matriz de Competências foi publicada, em junho de 2018, no Diário Oficial da União. Essa mudança se definiu após muitas discussões com as outras especialidades cirúrgicas em fóruns com o Conselho Federal de Medicina (CFM) e a Comissão Nacional de Residência Médica (CNRM).

Matriz de competências da cirurgia geral

A nova matriz de competências da Cirurgia Geral preconiza que, ao fim do 1º ano, o residente deverá ser capaz de:

1. Coletar a história clínica do paciente e realizar o exame físico.

2. Formular hipóteses para o diagnóstico e os diagnósticos diferenciais.

3. Sugerir os exames complementares pertinentes e a terapêutica mais adequada.

4. Demonstrar conhecimentos sobre as doenças agudas prevalentes nas urgências e emergências, os diagnósticos diferenciais no que diz respeito às bases da Cirurgia Torácica, Cirurgia Vascular, Urologia e Coloproctologia (especialidades nas quais os residentes farão estágios obrigatórios), Cirurgia Geral, além dos aspectos importantes do controle clínico do paciente na unidade de terapia intensiva (UTI).

5. Demonstrar conhecimentos sobre a anatomia cirúrgica do abdome; resposta endocrinometabólica ao trauma; nutrição em cirurgia; manobras de ressuscitação.

6. Realizar o acesso venoso central e periférico, drenagem torácica, intubação orotraqueal, cricotireoidostomia, paracentese e toracocentese.

7. Demonstrar o conhecimento sobre a cicatrização das feridas, hemostasia e diátese hemorrágica.

8. Demonstrar e aplicar o conhecimento no atendimento aos pacientes críticos (UTI e na emergência) e aos politraumatizados (ATLS).

9. Demonstrar conhecimento sobre as principais complicações clínicas pós-operatórias.

10. Demonstrar e aplicar os conhecimentos sobre a indicação e intepretação de exames de imagem com e sem contraste.

11. Registrar os dados e a evolução do paciente no prontuário de forma clara e concisa. Manter atualizado o prontuário quanto aos resultados dos exames laboratoriais, radiológicos, histopatológicos, pareceres de outras clínicas chamadas a opinar e a quaisquer outras informações pertinentes ao caso.

12. Realizar com desenvoltura o preparo do paciente no pré--operatório, a prescrição do pré e do pós-operatório e todo o acompanhamento do paciente, da internação à alta hospitalar.

13. Realizar o cuidado da ferida operatória, da infecção cirúrgica e de seu tratamento quando necessário.

14. Saber manusear o equipamento para cirurgias videolaparoscópicas: a unidade de imagem (monitor, microcâmera e pro-

cessadora de imagens), o insuflador (pressões de insuflação), fonte de luz.

15. Conhecer e saber usar os instrumentos cirúrgicos permanentes e descartáveis (grampeadores, cargas, pinças).

16. Conhecer os diferentes tipos de energia usados em cirurgia e suas aplicações.

17. Realizar, sob supervisão, os procedimentos cirúrgicos essenciais à área de prática, incluindo as bases das cirurgias torácica, vasculares, urológicas e coloproctológicas, com especial ênfase para as urgências e emergências dessas especialidades.

18. Conhecer o Sistema Público de Saúde, suas propriedades e possibilidades. Conhecer os mecanismos utilizados para concessão de medicamentos para os pacientes.

19. Conhecer os custos da prática médica e utilizá-los em benefício do paciente mantendo os padrões de excelência. Saber analisar a relação custo/benefício para as boas práticas na indicação de medicamentos e de exames complementares.

20. Realizar pesquisa clínica nas bases de dados científicas e conhecer o essencial de metodologia científica para apresentações em sessões clínicas e formulação de trabalhos científicos.

21. Demonstrar tato e respeito na interação com os pacientes e familiares, respeitando valores e crenças.

22. Conhecer e praticar os conceitos fundamentais da ética médica em sua abrangência (confidencialidade, pesquisa, eutanásia, aids e transplantes, entre outros).

23. Conhecer os aspectos médico-legais envolvidos no exercício da prática médica, com ênfase para a cirurgia geral.

24. Obter o consentimento livre e esclarecido do paciente ou familiar em caso de impossibilidade do paciente, após explicação simples, em linguagem apropriada para o entendimento sobre os procedimentos a serem realizados, suas indicações e complicações.

25. Estabelecer relação respeitosa com o preceptor, equipe de trabalho e todos os funcionários do hospitalar.

26. Realizar, sob supervisão, de forma eletiva ou na urgência, emergência ou trauma, os seguintes procedimentos e operações: cateterização nasogasogástrica e nasoenteral; cateterização vesical; acesso venoso superficial e profundo; punção arterial; drenagem de abscessos superficiais; curativo da ferida operatória; sutura de lesões não complexas de pele; acesso à cavidade abdominal; fechamento de parede abdominal; acesso à cavidade torácica; traqueostomias; punção pleural; drenagem do tórax; acesso à loja

renal; postectomias (infantil e adulto); cistostomias por punção; cirurgia para varicocele; cirurgia de hidrocele infantil e adulto; biópsias de linfonodos superficiais; desbridamentos de lesões de partes moles; herniorrafia umbilical, herniorrafia epigástrica, exérese de nevos, exérese de cisto sebáceo, exérese de lipoma e exérese de unha.

Também preconiza que, ao final da residência do segundo ano (R2) , o residente deverá ser capaz de:

1. Demonstrar e aplicar o conhecimento sobre a anatomia cirúrgica do aparelho digestório.

2. Demonstrar e aplicar conhecimentos sobre os princípios da cirurgia oncológica we sobre a embriologia, fisiologia e fisiopatologia das doenças da cavidade abdominal e seu conteúdo, a saber: doenças do esôfago; estômago; intestino delgado; cólon e reto; fígado e vias biliares; pâncreas; e baço.

3. Conhecer a biologia dos tumores e aplicar o conhecimento nas bases da oncologia clínica e cirúrgica.

4. Aplicar os conhecimentos sobre a imunologia do paciente operado, nutrição em cirurgia e preparo nutricional do paciente e sobre a importância da cicatrização das feridas. Os mecanismos de defesa do hospedeiro e a infecção nos pacientes imunodeprimidos .

5. Aplicar na prática diária o uso racional de antibióticos.

6. Demonstrar e aplicar os conhecimentos de fisiologia e fisiopatologia do sistema endócrino e do retroperitônio.

7. Conhecer as indicações, as contraindicações e as complicações de cada procedimento recomendado para o paciente.

8. Conhecer a abordagem mais adequada, cirúrgica ou não cirúrgica, para cada paciente e apresentar as razões para a respectiva indicação ou contraindicação.

9. Saber indicar e interpretar os exames pertinentes do pré-operatório de todos os órgãos e sistemas de sua área de atuação.

10. Conhecer as bases da videocirurgia: indicações; e riscos. As alterações da fisiologia. Os efeitos do pneumoperitônio. As vantagens e desvantagens da cirurgia minimamente invasiva.

11. Demonstrar as habilidades práticas sobre os princípios da videocirurgia (material, acessos, técnica, contraindicações, conversões entre outros), incluindo as tarefas mais simples da cirurgia com acesso minimamente invasivo: posicionamento do paciente na mesa operatória; e sistemas de imagem e de insuflação de gases.

A FORMAÇÃO DO CIRURGIÃO NO SÉCULO 21

12. Demonstrar, sob supervisão, as habilidades técnicas adquiridas em todos os procedimentos para essa etapa de sua formação.

13. Demonstrar respeito, integridade e compromisso com os preceitos da ética médica.

14. Respeitar os valores culturais e religiosos dos pacientes, oferecendo o melhor tratamento.

15. Disponibilizar o suporte solicitado para os pacientes e familiares especialmente nos casos de terapêutica paliativa e de terminalidade da vida.

16. Realizar, sob supervisão, os seguintes procedimentos e operações de forma eletiva ou na urgência, emergência ou trauma: laparotomias exploradoras para biópsias/drenagem de abscessos; colecistectomia (laparoscópica e laparotômica); gastrostomia/jejunostomia; cistostomia cirúrgica; enterectomia; enteroanastomose manual e mecânica; apendicectomias; salpingectomia; ooforectomia; ooforoplastia; esplenectomia laparotômica; colectomia parcial laparotômica; ileostomia; colostomia; cistostomia por punção; cistorrafia; herniorrafia incisional; herniorrafia inguinal; cirurgias orificiais: hemorroidectomia, fistulectomia anal e fissurectomia anal.

Finalmente, preconiza que, ao fim do R3, o residente deverá ser capaz de:

1. Demonstrar conhecimentos e habilidades das técnicas operatórias empregadas para a correção de doenças dos órgãos e sistemas em sua área de prática.

2. Conhecer os aspectos gerais dos transplantes (tipos, indicações, sistemas de classificação de gravidade, acompanhamento pós-operatório, complicações), da captação de órgãos e as leis a ela relacionadas.

3. Conhecer os aspectos gerais da obesidade mórbida e transtornos metabólicos, seu tratamento e complicações e as técnicas operatórias utilizadas.

4. Saber avaliar a relação custo/benefício para o tratamento das doenças em sua área de atuação visando selecionar os métodos de investigação diagnóstica adequados e a melhor terapêutica, mantendo sempre a qualidade do atendimento.

5. Identificar a gravidade do quadro apresentado pelo paciente e priorizar a atenção do cuidado.

6. Realizar, sob supervisão, no todo ou em parte, os procedimentos operatórios de maior complexidade, sempre com supervisão.

7. Manter relação uma relação ética e dinâmica com o paciente, ajudando a este e aos familiares nas decisões a

serem tomadas para a investigação da doença e nas situações que envolvam paliação e terminalidade da vida.

8. Demonstrar capacidade de liderança na equipe médica, sabendo supervisionar e orientar R2, R1, internos e todos os demais envolvidos no atendimento aos pacientes sob sua responsabilidade.

9. Ser capaz de trabalhar em equipe exercendo liderança, mas dividindo a responsabilidade dos cuidados dos pacientes com os demais integrantes da equipe de saúde.

10. Tomar decisões sob condições adversas na emergência e no intraoperatório, com controle emocional e equilíbrio, demonstrando seus conhecimentos e sua liderança no sentido de minimizar eventuais complicações, mantendo a consciência de suas limitações.

11. Conhecer suas responsabilidades e limitações. Saber fazer e aceitar críticas buscando aprimorar seus conhecimentos e habilidades.

12. Manter constante seus processos de aprendizagem (aprender a aprender) buscando melhorar sua *expertise*, procurando sempre prestar um atendimento de qualidade máxima.

13. Aplicar seus conhecimentos e habilidades na prevenção da doença e na promoção da saúde.

14. Realizar, sob supervisão, os seguintes procedimentos e operações, de forma eletiva ou na urgência, emergência ou trauma: herniorrafia inguinal recidivada; cistostomia aberta; procedimentos antirrefluxo (laparoscópicos e laparotômicos); esofagocardioplastias (laparoscópicas e laparotômicas); esplenectomias laparoscópica; gastrectomias parciais com ou sem linfadenectomias; gastrectomia total com ou sem linfadenectomia; hepatectomias simples (sem exclusão vascular, lesões periféricas), em operações eletivas ou no trauma; derivações bileodigestiva; papilotomia cirúrgica; acesso às lesões do pâncreas distal e pequenas ressecções, de forma eletiva ou no trauma, colectomia total, retossigmoidectomias – laparotômicas e laparoscópicas; tireoidectomia parcial/total; nefrectomia parcial ou total; operações para obesidade mórbida e distúrbio metabólico.

A aquisição das habilidades poderá ser feita na urgência/emergência e trauma assim como nas operações eletivas. Caso o hospital não realize os procedimentos de maior complexidade, o mesmo deverá realizar convênios com outras instituições onde o residente possa participar das operações.

O Brasil e o mundo no século 21

O Brasil é atualmente uma das maiores economias mundiais. Considerado legitimamente uma federação formada por 26 estados e o Distrito Federal, tem uma população estimada em 215 milhões habitantes, com uma área geográfica de mais de 8,5 milhões de km². Tem uma população atendida pelo Sistema Único de Saúde (SUS) de 155 milhões de pessoas, um grupo populacional de cerca de 57 milhões de pessoas atendido pela saúde complementar e outro grupo de 3 milhões de pessoas atendido de forma privada.

Deve-se entender que a saúde pública pertence ao povo, à coletividade, "é meu, é teu, é nosso". A saúde suplementar está ligada aos planos de assistência ou aos seguros médicos, e a saúde privada está reservada para um número de pessoas que, ao fim do atendimento médico, arcam integralmente com as despesas médicas, hospitalares e de serviço de apoio diagnóstico e terapêutico.

Segundo o Código de Ética Médica, "a natureza personalíssima da atuação profissional do médico" deve sempre ser preservada.

São mais de 312 milhões de procedimentos cirúrgicos realizados anualmente no mundo e, no Brasil, em torno de 4,5 milhões de procedimentos cirúrgicos, o que implica uma diversidade extrema de atos e procedimentos médicos operatórios.

O Brasil tem, hoje, uma média de 10,5 recém-formados em Medicina para cada 100 mil habitantes. São 342 escolas médicas, com uma oferta de mais de 35.600 vagas anualmente. Diferentemente de vários países, por exemplo, a França, que forma 9,5 médicos/100 mil habitantes, com um total de 47 escolas de Medicina, e os Estados Unidos (EUA), que forma 7,76 médicos/100 mil habitantes com um total de 184 escolas médicas.

Quando se compara nosso país continental, com 2,8% da população mundial e suas 342 escolas médicas, aos países com populações maiores que a nossa, (em relação ao número de escolas médicas) a preocupação fica ainda maior . A Índia, com 392 escolas médicas e uma população seis vezes maior que a do Brasil, com mais de 1,4 bilhão de pessoas (cerca de 18% da população mundial), é o único país que tem maior número de escolas médicas que o Brasil. Como já citado, os EUA, com 4,3% da população mundial, têm 184 escolas médicas. A China, com a maior população mundial (18,5%), tem 184 escolas de Medicina. Caso se queira comparar o Brasil com os países europeus, a maior população da Europa está concentrada na Alemanha, com cerca de 85 milhões de habitantes (1,1% da população mundial) e 37 escolas médicas.

Quais são as condições de trabalho do médico brasileiro? Atualmente, de acordo com o censo do Conselho Federal de Medicina (CFM), 48,5% dos médicos brasileiros têm mais de três empregos e, destes, 12% têm mais de cinco vínculos empregatícios. Quando se olha a carga horária semanal, comparando com a Consolidação da Leis de Trabalho (CLT) promulgada em 1943, que regulamenta as relações trabalhistas e sugere uma carga semanal de 40 horas, o estarrecimento é inevitável. No Brasil, 75,5% dos médicos, de acordo com o CFM, trabalham mais de 40 horas semanais, sendo que, neste contexto, 32% trabalham mais que 60 horas semanais e 16% trabalham mais que 80 horas semanais.

O novo mercado de trabalho

As novas tecnologias possibilitam transformações rápidas na área da Saúde. A telemedicina é um dos exemplos. Ela traz uma otimização de tempo nos procedimentos cirúrgicos, agilidade no tratamento e na entrega de resultados, armazenamento de dados mais seguro e eficaz, redução do tempo de espera para consultas e, num futuro próximo, uma interação real com a tecnologia 5G.

Os prontuários eletrônicos, que armazenam em uma só base de dados informações cadastrais e clínicas dos pacientes assistidos, podem ser acessados por diversos profissionais médicos a qualquer lugar, hora e distância, facilitando a integração e o trabalho de uma equipe multidisciplinar.

As videocirurgias e as cirurgias robóticas agregam tecnologia ao ambiente cirúrgico, facilitando e aprimorando o procedimento cirúrgico. A cirurgia robótica já é uma realidade e vem garantindo procedimentos mais seguros e menos invasivos aos pacientes por meio de estruturas robóticas comandadas por um especialista, previamente habilitado.

A internet das coisas é uma integração de dispositivos médicos a uma rede de comunicação na qual se efetuam a troca e a coleta de informações. Da mesma forma como ocorre com os relógios inteligentes já disponíveis no mercado, que monitoram dados dos pacientes, os *wearables*, como são chamados esses dispositivos, nada mais são que equipamentos vestíveis dotados de sensores pelos quais é possível coletar informações como pressão arterial, níveis de glicose no sangue, frequência cardíaca e saturação sanguínea. Pode-se imaginar como esses dispositivos podem facilitar o monitoramento de pacientes com doença de Parkinson, pacientes diabéticos e sob uso de marca-passos cardíacos, entre tantos outros com diferentes doenças. Ainda, há hoje impressoras de órgãos 3D que utilizam biotintas, e os medicamentos personalizados para pacientes com genéticas diferentes. Todo esse novo arsenal tecnológico deve ser incorporado brevemente ao dia a dia, porém essa tecnologia, sozinha, não inclui o fundamento da boa prática médica.

A formação do cirurgião em liderança

tendo em vista todas essas considerações, percebe-se como necessária uma formação em liderança para que a Cirurgia se mantenha relevante para a prática futura da Medicina, devendo a especialidade ser orientada para o futuro, aplicando lições do passado para as circunstâncias ainda por vir. No seu melhor, a liderança em cirurgia envolve a criação de um futuro positivo pela comunicação da ideia de que o comportamento cooperativo alcança sempre mais do que o comportamento individual ou automotivado.

Entende-se que os líderes criam o futuro por desenvolver um propósito positivo das possibilidades futuras, procurar o consenso em apoio a esse propósito, desenvolver os diversos talentos necessários para a realização de ações futuras e demonstrar empenho ao longo do tempo para a realização desse propósito. Como um primeiro passo para pensar a liderança cirúrgica, é importante considerar as atividades com as quais os cirurgiões estão envolvidos e, depois, perguntar como essas tarefas promovem a liderança.

Os cirurgiões expressam a missão clínica no cuidado de pacientes individuais e os sistemas de saúde estão organizados para facilitar a prestação de cuidados operativos. A construção das instalações físicas nos blocos cirúrgicos, em todos os hospitais, é altamente regulamentada e excepcionalmente cara, tornando desproporcionais as reclamações sobre capital investido e o retorno dos investimentos. As necessidades de pessoal excedem as de outras áreas de operações hospitalares, ampliadas pela natureza 24/7 da atividade cirúrgica na maioria dos grandes hospitais. Além disso, as funções do bloco cirúrgico têm grandes exigências sobre outros serviços, incluindo radiologia, banco de sangue e patologia. Em muitos sistemas, clínicas ambulatoriais e salas de emergência são explicitamente concebidas para eficientemente canalizar doentes para prestadores de serviços cirúrgicos. Dentro desse sistema, os cirurgiões têm graus únicos de profissionalismo, autonomia e flexibilidade. Anestesistas, enfermeiros e pessoal de apoio são afetados por um horário cirúrgico diário e estão empenhados na conclusão dos casos apresentados. Com muito menos restrições, os cirurgiões podem programar operações eletivas de forma a maximizar o ganho profissional, minimizando, ao mesmo tempo, os conflitos pessoais. Aos cirurgiões, é permitido um maior grau de liberdade nos pedidos de equipamentos e suprimentos do que a outros médicos. Por exemplo, a maioria das salas cirúrgicas mantém uma extensa lista que esboça as necessidades de cada cirurgião para as operações habitualmente realizadas, e essas preferências muitas vezes são substancialmente diferentes para operações que são em grande parte semelhantes. Ainda que o pessoal da sala de operações seja altamente qualificado e caro, a cirurgia não começa até o cirurgião estar pronto. Como esses poucos exemplos ilustram, o bloco operatório é um ambiente altamente artificial concebido para maximizar a produtividade dos cirurgiões. Infelizmente esses aspectos hierárquicos dos cuidados cirúrgicos, parte extensa da cultura cirúrgica, não são conducentes ao desenvolvimento da liderança.

A liderança autocrática, tão comum no passado, está desaparecendo rapidamente e sendo substituída por uma cultura de colaboração com base na comunicação aberta e no respeito mútuo. Dentro da sala de operações, a importância da comunicação e do relacionamento interpessoal tem sido reconhecida nos últimos anos pelos esforços de construção de equipes.

Os *checklists* de controle cirúrgico, os tempos de pré-incisão e o depoimento pós-operatório são expressões da mesma ideia incrivelmente simples, mas poderosa: cada membro de uma equipe cirúrgica tem conhecimentos únicos cujo valor é obtido pelo seu compartilhamento dessas informações. Os cuidados cirúrgicos são agora cuidados multidisciplinares: longo é o domínio dos oncologistas cirúrgicos; e cirurgiões de transplante, clínicas multidisciplinares e conferências de casos dominam cada vez mais a cirurgia cardiovascular, a bariátrica, a pediátrica e muitas outras disciplinas. O sucesso em ambientes multidisciplinares exige que o praticante tenha conhecimento das disciplinas dos outros, que aprecie e respeite perspectivas alternativas para resolver ambiguidades clínicas e para se envolver em negociação. Esses atributos são precisamente as características requeridas para a negociação moderna em liderança cirúrgica. Os líderes cirúrgicos devem interpretar as exigências da cirurgia para outros. A provisão de cuidados cirúrgicos é intensiva em recursos e capital e pode entrar em conflito com outros cuidados de saúde. Por exemplo, em hospitais com elevada ocupação, as admissões a partir da emergência podem concorrer a leitos dedicados a casos cirúrgicos eletivos. As alterações no reembolso hospitalar transferem progressivamente o risco financeiro para sistemas de saúde e podem converter serviços cirúrgicos de unidades geradoras de receitas para centros de custo. A adoção de sistemas de pagamento agrupados exigirá substanciais reajustamentos. As competências interpessoais exemplificadas pelos cuidados multidisciplinares são diretamente relevantes para a navegação nessas próximas alterações. Mais importante ainda, os líderes cirúrgicos devem imaginar e capacitar um futuro em que o tratamento da próxima geração de pacientes seja melhor do que os cuidados contemporâneos.

Nos centros médicos acadêmicos, a inovação é a principal fonte de diferenciação e vantagem competitiva, e os cirurgiões devem empenhar-se ativamente na descoberta científica para continuarem a ser relevantes. A pesquisa básica contemporânea é reducionista e mecanicamente orientada. A ciência básica é agora e para sempre um esporte de equipe. Assim, o sucesso nas técnicas básicas da ciência exige medidas iguais de talento analítico e de personalidade.

Mudanças semelhantes têm ocorrido na pesquisa clínica e nos serviços de saúde. A realização de uma cirurgia constitui uma transição clara nos cuidados. A ligação entre a cirurgia e o resultado tem sido a base intelectual da pesquisa dos serviços de saúde cirúrgicos. Até agora, a clareza dessa relação permitiu que a investigação sobre os serviços de saúde permanecesse em grande parte "cirúrgica". Mas essa situação não persistirá: a criação de repositórios de dados nacionais e internacionais e a influência das ideias da economia, da investigação social e de análise de *big data* mudaram e enriqueceram essa área. Em breve, não haverá pesquisa sobre serviços de saúde cirúrgicos em particular, apenas investigação dos serviços de saúde.

Existe uma tensão inevitável entre as exigências claras e as recompensas tangíveis da cirurgia clínica e a incerteza da pesquisa. Há uma longa lista de pacientes do passado e um número aparentemente ilimitado de futuros pacientes confrontados com o cirurgião. As recompensas emocionais de uma operação bem conduzida são imediatas. Os resultados financeiros são óbvios. Os líderes cirúrgicos podem moldar a missão de investigação por meio de realizações pessoais de investigação e bolsas de estudo. Também apoiam a investigação, demonstrando empenho intelectual, perseverança e curiosidade, de modo que os líderes cirúrgicos devem imaginar e financiar investigações futuras.

Cirurgiões envolvidos no ensino médico de graduação e pós-graduação em Medicina são excepcionalmente privilegiados. Para além dos doentes que tratam diretamente, os cirurgiões influenciam a vida de milhares de outras pessoas, cuidadas, por sua vez, pelos seus residentes. O desenvolvimento cognitivo na formação cirúrgica não é diferente da do associado a outras disciplinas médicas. Os princípios da educação de adultos aplicam-se igualmente a ambos os grupos de alunos. Em contrapartida, os aspectos técnicos da formação cirúrgica não têm paralelos em disciplinas não cirúrgicas. O ensino da cirurgia requer traços especiais do instrutor-paciente, a capacidade de incutir confiança em outra pessoa, a comunicação por meio de sinais verbais e não verbais, e o posicionamento necessário para ajudar os outros a terem sucesso.

A formação para ser um cirurgião pode ser emocionalmente tentadora, e sua dificuldade intrínseca não reside no fato de as horas poderem ser longas e fisicamente fatigantes ou de as emergências cirúrgicas serem estressantes: a cirurgia é difícil porque o compromisso com o sucesso desta atribui ao cirurgião a responsabilidade pela vida de outra pessoa. Nem todos os pacientes podem ser curados e complicações sempre podem ocorrer. As falhas são intrínsecas à prática da cirurgia. Os melhores professores de cirurgia são empáticos com os seus alunos e são capazes de orientá-los para o amadurecimento emocional. Esses traços são certamente o substrato de liderança.

Abecedário do cirurgião geral

Ao se analisar a antropologia da saúde, esta define o processo saúde-doença como experiências vivenciadas por alguém, sejam elas biológicas, religiosas, emocionais, socioeconômicas, epidemiológicas e até históricas. Quando se adentrar na "história pessoal do paciente", deve-se sempre lembrar essa base antropológica.

É preciso reconhecer as próprias emoções para melhorar a comunicação e o entendimento entre os cirurgiões e os pacientes, os colegas de trabalho e os colaboradores. Assim, fica claro que uma boa relação médico-paciente deve ser ancorada na empatia e na confiança.

O acróstico Abecedário do Cirurgião Geral é uma forma de expressar como devem ser a vida e o trabalho do cirurgião.

A. **ATENÇÃO:** a atenção ao paciente começa ao escutar e valorizar suas angústias, queixas e sofrimentos; ao se observar seu modo de agir, de sentar-se e de falar.

B. **BONDADE:** bondade no atendimento é fornecer ao paciente o que ele realmente precisa; nem mais, nem menos. Quando não se priorizam as necessidades do paciente, provavelmente deixa-se de oferecer qualidade ao próximo indivíduo que será atendido .

C. **CARINHO:** o carinho, o consolo e a fala calma e pausada mostram ao paciente que o cirurgião está disponível e que o paciente, nesse momento, é um ser único. Essa conduta dá ao paciente a convicção de que juntos enfrentarão a doença.

D. **DEDICAÇÃO:** a dedicação tem início quando o cirurgião se aprimora cientificamente por meio de cursos, leituras, eventos de atualização profissional.

E. **ENTUSIASMO:** p entusiasmo é a chama interior que faz o cirurgião todos os dias acordar pela manhã e querer ser um médico melhor, mais capacitado e feliz em poder trabalhar.

F. **FÉ:** fé no contexto de acreditar que se pode melhorar a saúde das pessoas e salvar vidas.

G. **GOSTAR DE FAZER:** completando o entusiasmo que faz o cirurgião acordar todos os dias e querer ser um médico melhor, é preciso que ele goste do que faz.

H. **HONRAR PRINCÍPIOS:** no momento que recebe o registro de médico, o cirurgião assina um compromisso de seguir o Código de Ética Médica. Porém, muito antes, na vida, os futuros médicos recebem de suas famílias os bons princípios de viver numa sociedade de forma justa e verdadeira.

I. **ÍDOLOS:** durante a formação médica, e depois, na nossa vida profissional, cultivamos exemplos de ídolos: são os profissionais que deixaram sua marca registrada pelo seu caráter e forma de agir. Muitas vezes, em momentos de dúvidas, as pessoas se perguntam como teria agido aquele ídolo que, além de lhes transmitir conhecimentos, deu-lhes inspiração.

J. **JORNADA – CAMINHO:** a jornada do cirurgião começa quando ele ainda nem sabe qual seria sua escolha profissional. Ela deve ter propósito, norte e princípios, que devem ser seguidos.

K. **KNOW – CONHECIMENTO:** a profissão é conhecida como a ciência das verdades transitórias. Devem-se sempre buscar o melhor conhecimento, o aprendizado constante.

L. **LUZ, LAMÚRIA, LEGÍTIMO:** deve-se, com a luz interior, iluminar os pacientes, como um verdadeiro farol, que permite ao navio errante chegar ao porto de destino. Deve-se ser legítimo e verdadeiro para com eles e jamais lamuriar. Os problemas pessoais do cirurgião são seus problemas, não dos pacientes.

M. **MAESTRO, MACIEZ:** assim como o maestro coordena todos os movimentos de uma sinfonia, o cirurgião, dentro de sua sala cirúrgica, deve ser o regente, orientando e definindo o melhor procedimento a ser realizado. Ser o líder não significa aspereza de atitudes, mas ter a maciez da responsabilidade e do convencimento.

N. **NATURALIDADE, NEGOCIAR:** a naturalidade das ações é precedida de conhecimento e de segurança. Saber negociar com o paciente o melhor tratamento, a melhor escolha permite que, juntos, paciente e médico tenham mais responsabilidade nos atos cirúrgicos.

O. **OBSERVADOR, OBJETIVO:** enxergar o detalhe, entender as meias-palavras, buscar no inconsciente algo que não se percebe. Ao ser objetivo, o cirurgião permite maior entendimento do paciente e, portanto, mais segurança.

P. **PACÍFICO, PALAVRAS, PALIÇADA:** as palavras servem de consolo, de carinho, informação ao paciente. Elas devem sempre ser pacíficas, produzindo em seu entorno uma verdadeira paliçada de proteção.

Q. **QUEBRAR RESISTÊNCIAS:** usar palavras pacíficas para quebrar medos oriundos de falta de conhecimento, eliminar resistências, não só dos pacientes, mas também de seus familiares, com um arrazoado de motivos embasados na ciência, faz do cirurgião um indivíduo mais completo.

R. **RESPONSABILIDADE:** somos os únicos responsáveis pelos nossos atos. O cirurgião assumir a responsabilidade da decisão traz segurança ao paciente.

S. **SABEDORIA:** quando se julga que nada mais se tem a aprender, possivelmente é o momento correto de não realizarmos mais procedimentos cirúrgicos. A vida médica como cirurgiões é formada de uma constante e infindável peregrinação em busca de conhecimento.

T. **TALENTO:** a habilidade cirúrgica é criada com treinamento e constante aprimoramento. Existem pessoas talentosas? Sim; porém; o talento não está acima do conhecimento.

U. **ÚNICOS, EXCLUSIVOS:** o paciente é único e o cirurgião é exclusivo para ele no momento da cirurgia.

V. **VONTADE, VÍVIDO, VANGUARDAR:** estar na vanguarda não significa fazer o que não é ciência. Deve-se buscar a ciência para se manter na vanguarda, sendo vívido, dinâmico e sempre com pensamentos de jovialidade.

W. **XERIFE:** os cirurgiões são os xerifes responsáveis pelo bom atendimento, pelo zelo e pelo conforto dos pacientes.

X. **WORK, TRABALHO:** gostar da profissão, ter disposição e adotar como premissa que nada resiste ao trabalho é uma meta de vida.

Y. **YOUNG, JOVEM:** manter a jovialidade na profissão é querer fazer o bem pelo bem que o bem faz. Isso mantém o cirurgião em uma célula de jovialidade eterna. A Medicina é uma usina de gratidão, que alimenta essa jovialidade.

Z. **ZELAR:** os cirurgiões são os bastiões da Medicina. Devem zelar pela continuidade das boas práticas da Medicina que balizam a postura ética e o caráter.

A sociedade, em determinado momento, esqueceu o valor individual das pessoas. A convivência de indivíduos é um desafio diário de lidar com as subjetividades e compreender necessidades e conciliá-las. Exige um trabalho constante de análise e busca de soluções. Neste cenário, muitas vezes, o médico é tomado por momentos de insegurança; é quando devem confiar que são capazes e precisam ter fé, no sentido de acreditar que podem. Os médicos têm a obrigação de entender que os indivíduos que os procuram coabitam com eles neste mundo tão diversificado.

BIBLIOGRAFIA

Ericsson KA. Deliberate practice and the acquisition and maintenance of expert performance in medicine and related domains. Acad Med. 2004;79(10 SUPPL): 70-81. Caldeira ÉS, Leite MT de S, Rodrigues-Neto JF. Estudantes de Medicina nos serviços de atenção primária: percepção dos profissionais. Rev Bras Educ Med. 2011;35(4):477-85.

Tang Q, Wang S, Xie D, Mo X, Huang X, Huang H, et al. Application and Exploration of WPBL Teaching Model in Surgery Teaching. Creat Educ. 2017;08(04):650-6.

Mainiero MB, Lourenco AP. Changing the way we educate and evaluate residents. The ACGME Core Competencies: Med Heal Isl. 2011;94(6):164-6.

Sidhu RS, Grober ED, Musselman LJ et al. Assessing competency in surgery: where to begin? Surgery 2004; 135(1):6-20.

Fysh T. Are great surgeons born? J Sur Edu 2012; 69(2):267-71.

MacDonald J apud Carthey J, Leval MR, Wright DJ et al. Behavioral markers of Surgical excellence. Safe Sci 2003; 41:409-425.

Yule,S. Situation awareness,decision making, communication and teamwork and leadership. Sug Clin N Am. 2012;92:37-50;

NOTTS. Disponível em: www.notts.org. Acessado em: maio 2021.

Comitê de Cirurgia. Matriz de Competências – Cirurgia Geral [Internet]. Brasília; 2018. p. 1-6. Disponível em: http://portal.mec. gov.br/index.php?option=com_doc man&view=download&alias=102651-matriz-cirurgia-geral-e-area-c-irurgica&category_slug=novembro-2018-pdf&Itemid=30192.

Frank JR, Mungroo R, Ahmad Y, et al. Toward a definition of competency-based education in medicine: a systematic review of published definitions. Medical Teacher 2010; 32:631-637.

DIÁRIO OFICIAL DA UNIÃO. Publicado em: 01/11/2018 | Edição: 211 | Seção: 1 | Página: 179 Órgão: Entidades de Fiscalização do Exercício das Profissões Liberais/Conselho Federal de Medicina resolução nº 2.217, de 27 de setembro de 2018 – Aprova o Código de Ética Médica.

Lima, JJM. Conexões: nexos paradoxos do cotidiano. Porto Alegre, RS: Editora do Autor. 2021 ISBN 978-65-00-27667-1.

Taleb NN. Antifrágil: coisas que se beneficiam com o caos. Rio de Janeiro: Objetiva, 2020. ISBN 978-85-470-0108-7.

von Bahten MA. A sobrevivência da humanidade. Curitiba: Createspace independente publishing platform, POD 2016 ISBN 978-1539429579.

Soneshein S. O poder do menos: o segredo da alta produtividade. São Paulo: HSM, 2017. ISBN 978-85-9590-000-6.

Camargo JJ. Para onde vamos com essa pressa? Porto Alegre: L&PM Editores, 2020. ISBN 978-65-5666-098-1.

Dweck CS. Minset: a nova psicologia do sucesso. São Paulo: Objetiva, 2017. ISBN 978-85-470-0024-0.

Faye J-P. O século das ideologias. São Paulo: Instituto Piaget, 1998. ISBN-10:9727710190.

Portal CFM: https://portal.cfm.org.br/demografia médica.

Portal CFM: https://portal.cfm.org.br/ética médica e bioética.

DATASUS: http://tabnet.datasus.gov.br/tabcqi.exe?sih/cnv/qiuf.def.

WORLD HEALTH ORGANIZATION. Weiser TG, et al WHO 2016; 94: 201-209F.

O mundo vuca. Disponível em: https://blog.ceem.com.br/mundo-vuca-como-se-preparar-para-o-mundo-das-incertezas/.

Groopman J. Como os médicos pensam. Buenos Aires: Editora Agir, 2019. ISBN-10:8522009392.

Bobbio Marco. O doente imaginado. São Paulo: Bamboo Editorial, 2016. ASIN:B01N75WRWT.

Cosman P, Hemli JM, Ellis AM, Hugh T. Learning the surgical craft: a review of Skills training options. ANZ J Surg 2007; 77:838-45.

von Bahten, LC. Humanização na cirurgia. Utiyama EM, Rasslana S, Birolini D (Eds.). Atualização em cirurgia geral, emergências e trauma: cirurgião ano 12. São Paulo : Manole, 2022; p.1-10

Santos EG, von Bahten LC, Corsi PR, Portari Filho PE. Matriz de competências de cirurgia geral. Romão GS, Silva de Sá MF, Fernandes CE, Silva Filho AL da (Eds.). Residência médica: ensino e avaliação das competências. São Paulo : Manole, 2021; p.75.

von Bahten LC, Lima JJM. A formação do cirurgião como líder de equipe. Saad RSA, von Bahten LC (Eds.). Manual do residente do Colégio Brasileiro de Cirurgiões. São Paulo: Editora dos Editores, 2022; p.527-42.

von Bahten LC, Lima JJM. Cirurgião como líder em tempos de crise. Programa de Atualização em Cirurgia – PROACI 18. Porto Alegre : Editora SECAD ARTMED, 2022; p.27-54.

7

REMUNERAÇÃO DOS PROCEDIMENTOS MÉDICOS

COMO COBRAR E COMO NEGOCIAR – PRECIFICAÇÃO EM SAÚDE

DANIEL SHIRAISHI

É de fundamental importância e base para o aprendizado das questões relacionadas ao faturamento médico e pre-cificação em saúde que esse profissional tenha conhecimento profundo do mercado em que está inserido e de toda a legislação que regulamenta esse mercado. Isso é base para o exercício da profissão de maneira consciente, além de servir de subsídio para uma reflexão histórica da evolução do mercado médico, para o entendimento do modelo atual de remuneração – conhecido como *fee for service* – e, desta forma, permitir condições de se organizar para o futuro e melhor planejá-lo.

A regulamentação da Medicina, no modelo que temos em nosso país, começa a ser estruturada na Constituição Federal de 1988, nos artigos 196 a 200, que tratam especificamente da saúde:

> **Art. 196 A saúde é direito de todos e dever do Estado, garantido mediante políticas sociais e econômicas que visem à redução do risco de doença e de outros agravos e ao acesso universal e igualitário às ações e serviços para sua promoção, proteção e recuperação.**
>
> **Art. 198 As ações e serviços públicos de saúde integram uma rede regionalizada e hierarquizada e constituem um sistema único, organizado de acordo com as seguintes diretrizes....[1]**

Nesses artigos transcritos diretamente da Constituição Federal Brasileira. foi criado o Sistema Único de Saúde (SUS), por meio do qual o Estado garante o acesso universal e público da população à saúde, e o médico, portanto, fica inserido nesse mercado, com atuação em instituições públicas geridas pelo Estado, nas esferas federal, estadual ou municipal, a depender do modelo de contratação e da instituição de saúde em que ele atuará. Importante ressaltar, já neste artigo introdutório, que ficam sob responsabilidade do Estado todas as esferas do acesso à saúde no que se refere à atenção primária, secundária e terciária.[2] Os três princípios básicos do SUS são:

Universalização: a saúde é um direito de cidadania de todas as pessoas e cabe ao Estado assegurá-lo, sendo que o acesso às ações e aos serviços deve ser garantido a todas as pessoas, independentemente de sexo, raça, ocupação ou outras características sociais ou pessoais.

Equidade: o objetivo deste princípio é diminuir desigualdades. Apesar de todas as pessoas terem direito aos serviços, elas não são iguais e, por isso, têm necessidades distintas. Em outras palavras, equidade significa tratar desigualmente os desiguais, investindo mais onde a carência é maior.

Integralidade: este princípio considera as pessoas como um todo, atendendo a todas as suas necessidades. Para isso, é importante a integração de ações, incluindo a promoção da saúde, a prevenção de doenças, o tratamento e a reabilitação. Juntamente, o princípio de integralidade pressupõe

1 https://www2.senado.leg.br/bdsf/bitstream/handle/id/518231/CF88_Livro_EC91_2016.pdf.

2 http://www.saude.gov.br/sistema-unico-de-saude.

a articulação da Saúde com outras políticas públicas, para assegurar uma atuação intersetorial entre as diferentes áreas que tenham repercussão na saúde e na qualidade de vida dos indivíduos.

A constituição Federal de 1988, em seu artigo 199, também dá abertura à iniciativa privada participar da assistência à saúde da população brasileira, conforme transcrito no parágrafo 1: § 1º As instituições privadas poderão participar de forma complementar do sistema único de saúde, segundo diretrizes deste, mediante contrato de direito público ou convênio, tendo preferência as entidades filantrópicas e as sem fins lucrativos. Por essa definição, o médico também pode atuar em instituições privadas de saúde, recebendo e cobrando seus honorários e serviços diretamente de seu paciente, ou por intermédio de um sistema "complementar" ao SUS, conforme definido na lei, ou mais bem conhecido hoje como saúde "suplementar",[3] constituída pelos planos da saúde ou das seguradoras de saúde, ou empresas de autogestão de Saúde e cooperativas de serviços médicos. Cabe um comentário que pode ser uma mera questão de semântica, mas que precisa ser considerado para as discussões futuras que faremos: o termo "complementar", conforme descrito no artigo da Constituição, lança uma ideia de atuação do setor privado como algo que deveria ser complementar ao serviço público de assistência, já que todos contribuem por meio de impostos para ter acesso ao médico e à assistência pública de saúde, podendo optar por complementar sua assistência, contratando serviços privados de saúde, quando na realidade há total redundância de atendimento público e privado, a tal ponto de haver uma política de ressarcimento ao SUS, mais bem discutida à frente, em que a operadora de saúde deverá restituir aos cofres públicos os atendimentos de beneficiários realizados no SUS.

Com a estruturação de um braço privado de assistência à saúde, houve a necessidade da regulamentação desta esfera por meio da Lei n. 9.656/98,[4] também conhecida como "lei dos planos de saúde", que objetivou organizar um setor que já se desenvolvia desde 1944, no qual empresas de autogestão de Saúde (aqui devemos fazer referência a CASSI – autogestão de assistência a funcionários, ex-funcionários, aposentados e pensionistas do Banco do Brasil e seus parentes até 4º grau) seguidas, a partir de 1950, de planos de saúde comerciais coletivos empresariais por meio da modalidade de medicina de grupo no ABC Paulistas e, posteriormente, por planos de saúde individuais e coletivos que proliferavam sem uma legislação específica que os regulassem. Por essa Lei 9656/98 , foi criada a Agência Nacional de Saúde (ANS), vinculada ao Ministério da Saúde, para regular o setor e que é responsável pelos planos de saúde no Brasil, conforme a Lei n. 9.961/2000.[5] Entende-se essa regulação como um conjunto de medidas e de ações do Governo que envolvem

3 https://www.iess.org.br/cms/rep/1lugareconomia_7q6gy1tn.pdf.

4 http://www.planalto.gov.br/ccivil_03/leis/L9656.htm.

5 https://www.ans.gov.br/planos-de-saude-e-operadoras.

a criação de normas, o controle e a fiscalização do segmento Saúde explorado por empresas privadas com o objetivo de assegurar o interesse público. A ANS garante e fiscaliza o setor, no cumprimento da Lei n. 9656, além de estabelecer o rol de procedimentos,[6] um elenco de procedimentos médicos, exames que são de cobertura obrigatória por todos os planos e serviços de saúde privada. Esse elenco de procedimentos médicos é, então, organizado em **tabelas de procedimentos**, estruturadas pela Associação Médica Brasileira (AMB), ou tabelas AMB, **base para a precificação de honorários médicos**. Também houve a criação da Agência Nacional de Vigilância Sanitária (Anvisa), pela lei n. 9782/99, com a finalidade de promover a proteção da saúde da população, por intermédio do controle sanitário da produção e do consumo de produtos e serviços submetidos à vigilância sanitária, incluindo ambientes, processos, insumos e tecnologias a eles relacionado.[7] Existe, desta forma, um processo complexo para incorporação de novas drogas, insumos em saúde, bem como para se proceder ao controle às normas para os estabelecimentos de saúde no Brasil.

Mercado atual

considerando de maneira simples e concluindo conforme definido pela legislação vigente, o médico pode atuar na assistência na saúde pública (SUS) ou privada (saúde suplementar). Hoje, segundo dados do IBGE, a população brasileira é de cerca de 208 milhões de habitantes, aproximadamente 22,5% têm acesso à saúde suplementar (o que representa cerca de 47 milhões de pessoas).[8] Há um relativo desequilíbrio entre SUS e saúde suplementar conforme podemos verificar na Figura 7.1.

6 http://www.ans.gov.br/index.php/planos-de-saude-e-operadoras/espaco-do-consumidor/737-rol-de-procedimentos.

7 http://portal.anvisa.gov.br/.

8 http://www.ans.gov.br/perfil-do-setor/dados-e-indicadores-do-setor

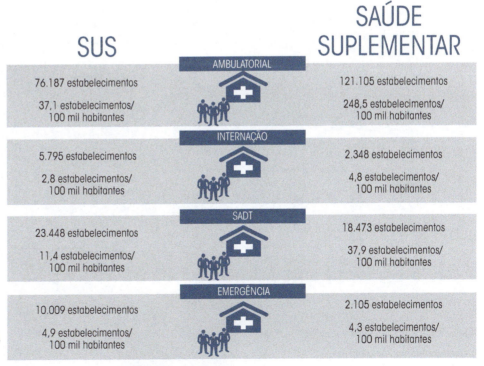

Figura 7.1 | **Instituto de Estudos da Saúde Suplementar (IESS).**

Fonte: Desenvolvida pela autoria.

Percebe-se um desequilíbrio entre SUS e saúde suplementar (SS) no que se refere ao número de estabelecimentos em relação à população assistida, fruto do total desequilíbrio de investimentos e que mostra que os sistemas são interdependentes. Esse ponto também será mais bem discutido em outras atividades dentro do módulo.

Enfrentamos nos últimos anos um período de crise econômica e política, o que tem resultado em aumento do desemprego no Brasil, o que se reflete diretamente em nosso mercado, pois há uma redução na população da saúde suplementar e consequente aumento na do SUS.[9] Somando-se a isso, há o envelhecimento da população, com consequente aumento da expectativa de vida, o que aumenta a incidência de doenças crônicas e de neoplasias, dados que são realidade no mundo todo.[10]

Além disso, o veloz surgimento de novas drogas e de insumos e a incorporação de novas tecnologias em saúde nas áreas de Diagnose e Cirurgia são responsáveis pelo incremento nos custos. É notório que essas incorporações são responsáveis diretas pelo aumento da "inflação" médica. A Variação do Custo Médico Hospitalar (VCMH),[11] reflexo direto dos custos em saúde, em séries históricas, mostra que esse incremento fica sempre acima dos índices inflacionários (p. ex., o Índice de Preços ao Consumidor (IPCA)), o que significa que não há equilíbrio da recomposição dos custos (Figura 7.2).

9   https://iess.org.br/?p=imprensa&categoria=noticia&id=141.

10 https://sbgg.org.br/wp-content/uploads/2015/10/OMS-ENVELHECIMENTO-2015-port.pdf.

11 https://www.iess.org.br/?p=blog&id=184.

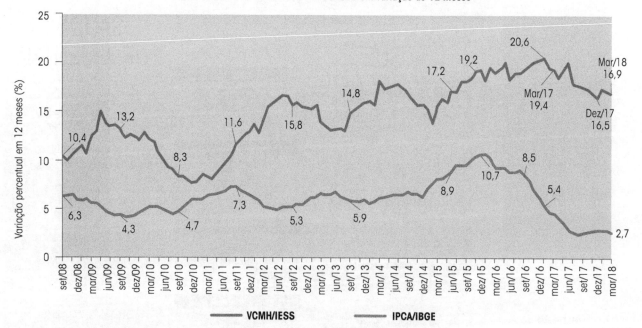

Figura 7.2 | **Gráfico sobre a relação VCMH × IPCA – IESS.**
Fonte: Desenvolvida pela autoria.

Acrescentam-se a essa realidade, o total desconhecimento do médico a respeito de custos em saúde e a falta de formação técnica com foco em custos e efetividade das novas tecnologias e sua incorporação, o que cria uma realidade aditiva e não substitutiva desses novos insumos e ocasiona o incremento progressivo dos custos. Este cenário é perverso, pois o modelo atual de remuneração é o de pagamento por serviço ou por procedimento, sem ênfase em desfecho ou resultado, de tal sorte que, quanto maior a utilização, maiores o recebimento e o custo para o pagador. Trabalharemos intensamente nos próximos capítulos com modelos de remuneração, comparação, impactos e possibilidades.

Ainda sobre esta realidade de novos tratamentos, drogas e tecnologias, inserem-se nela o médico prescritor que desconhece custos e gestão e a falta de protocolos estruturados que associem custo e efetividade às novas incorporações; todos esses fatores contribuem para criar um ambiente litigioso entre o paciente e a fonte pagadora por conta da judicialização da Saúde – outro módulo que discorreremos em detalhes futuramente .

Todo esse panorama apenas reforça a importância de o médico ter maior consciência do mercado em que está inserido, da gestão de sua carreira e de suas escolhas, da administração adequada dos custos, do conhecimento dos modelos de remuneração, das questões de processos, riscos e noções jurídicas, que também serão tratados em capítulos e módulos futuros . Somente assim o médico retomará seu protagonismo e alcançará reconhecimento, bem como haverá equilíbrio e sustentabilidade no setor e, consequentemente, aumento de rendimentos e possibilidade de estruturação de um plano de carreira.

Modelos de contratualização

O médico é um profissional essencialmente **liberal autônomo.** Por um lado, o termo "autonomia" por si só reforça a ideia de independência no desempenho das atividades profissionais, sem que o profissional tenha necessariamente de seguir regras específicas ou o modelo de trabalho das organizações. Por outro lado, essa autonomia também promove riscos maiores, que precisam ser medidos e mitigados. Ao mesmo tempo, o médico é um profissional liberal, pois tem formação técnica ou superior específica, legalmente reconhecida, e é amparado por conselhos que regulam sua profissão. Aspectos legais e éticos são a base do exercício da profissão neste tipo de profissional. Feita estas colocações, fica muito claro que o liberal autônomo se enquadra a uma hierarquia ou nem se remete à figura de um chefe; ele tem total poder de escolha do local em que pretende trabalhar, bem como uma completa flexibilidade de horários. Ao mesmo tempo, essas características exigem do profissional organização dos processos e recebimentos (há um capítulo no módulo 2 que falará especificamente sobre o tema de processos e certificações) e não lhe dão acesso aos benefícios trabalhistas (férias, 13° salário, plano de saúde e outros), o que pode gerar certa instabilidade financeira.

O profissional autônomo pode exercer suas atividades e ter contrato de prestação de serviços como pessoa física ou como pessoa jurídica. Como pessoa física, o profissional, com seu número de registro no Cadastro de Pessoas Físicas (CPF), estabelece as suas relações de trabalho; enquanto como pessoa jurídica, o profissional abre uma "empresa" que terá um número no Cadastro Nacional de Pessoas Jurídicas (CNPJ) e será responsável por suas relações de contrato e parceria. Existe um código tributário nacional[12] que define os tributos que precisam ser recolhidos pelo profissional autônomo. Por tributos, entende-se toda prestação pecuniária compulsória em moeda, que não constitua sansão de ato ilícito, instituída em lei e cobrada mediante atividade administrativa plenamente vinculada. Os tributos são divididos em taxas (tributo vinculado a uma prestação de serviço – p. ex., taxa de lixo, taxa de segurança de incêndio etc.), impostos (encargos financeiros que incidem sobre o patrimônio, renda e consumo – são divididos em federais como o imposto de renda de pessoa jurídica (IRPJ) ou física (IRPF), estaduais como o imposto sobre circulação de mercadorias e serviços (ICMS) e municipais como o imposto sobre serviços (ISS)); e contribuições (que podem ser de melhoria ou especiais, como a sindical e a social – Programa de Integração Social/Programa de Formação do Patrimônio do Servidor Público (PIS/PASEP)). Neste tipo de contrato de trabalho por pessoa jurídica (PJ), o médico é remunerado pelo serviço prestado, também conhecido como *fee for service*, no qual o profissional recebe pelo serviço prestado – por exemplo, pela consulta, pelo procedimento cirúrgico ou exame realizado, conforme tabela de honorários médicos (AMB, Classificação Brasileira Hierarquizada de Procedimentos Médicos (CBHPM), ou tabelas próprias), mais bem discutidas à frente.

Outro modelo de contratualização é o assalariamento do médico, que assina contrato de trabalho com uma empresa e passa a ter os benefícios definidos em lei específica (CLT).[13] Esta garante estabilidade no emprego, seguro-desemprego, férias remuneradas, 13° salário, licença-maternidade, entre outras. Nesse modelo, por um lado, deixa de existir autonomia, e o médico precisa cumprir carga horária definida, em local de trabalho preestabelecido, dentro de uma estrutura hierárquica, como um funcionário da instituição. Por outro lado, esse modelo garante previsibilidade, segurança e benefícios como seguro de saúde ou seguro-desemprego, entre outros. Nesse modelo, o médico recebe um salário definido por carga horária e segundo a estrutura hierárquica.

O cooperativismo é outra modalidade de contratualização do médico; nele, um grupo de pessoas com atividade em comum se une com o objetivo de obter vantagens competitivas e econômicas de interesse do grupo. Historicamente, o cooperativismo surge da Revolução Industrial dos séculos XVIII e XIX, entre operários, e expande-se de várias atividades, entre elas

12 http://www.planalto.gov.br/ccivil_03/LEIS/L5172.htm.

13 https://www2.senado.leg.br/bdsf/bitstream/handle/id/535468/clt_e_normas_correlatas_1ed.pdf

a Saúde. O sistema da União dos Médicos (Unimed), hoje, representa o maior exemplo do cooperativismo médico brasileiro, está presente em 84% do território nacional, formado por cerca de 348 cooperativas médicas e mais de 114 mil médicos cooperados.[14] O médico cooperado recebe no modelo do *fee for service*, por tabelas definidas pelas cooperativas, que fazem toda a intermediação entre prestadores, hospitais e laboratórios por meio de contratos definidos entre as partes. A cooperativa não tem fins lucrativos e administra os recebimentos de seus beneficiários, rateando lucros e prejuízos entre todos cooperados.

Apresentação do processo de faturamento na área da saúde – médico, hospital, clínica e operadora

O processo de faturamento na área da saúde suplementar é bastante complexo para todos os *players* do setor, entretanto, para o médico, este processo se torna ainda mais complicado, pois esse profissional não tem uma estrutura financeira interna no consultório ou clínica para suporte e não adquiriu entendimento sobre regras e cálculos de remuneração. Adicionalmente, o médico tem uma participação diferente no processo tradicional de faturamento na Saúde, pois existem recebimentos de faturamento direto para operadoras, repasses de hospitais, repasse de clínicas e recebimentos por intermédio de cooperativas.

É fundamental para o médico entender como são esses processos para compreender os impactos no gerenciamento da sua produção e recebimentos de todas essas fontes pagadoras e modelos de recebimento. Não basta apenas ter o entendimento de como calcular o honorário médico e gerar o arquivo de faturamento (XML), é de extrema importância o médico entender os processos e as conexões entre os agentes envolvidos nos processos para poder tomar decisões e ter uma gestão efetiva dos seus recebíveis.

Tabelas de preços (tabelas de mercado – AMB, CBHPM, própria) e cálculos de honorários

Existe uma recomendação geral para que as fontes pagadoras utilizem como referência padrão a CBHPM para códigos de procedimentos e valores, entretanto a realidade é que existem diversos modelos de cálculos e de utilização de tabelas de códigos de procedimentos e valores. A realidade de fontes pagadoras do médico torna-se extremamente complexa dado que ao mesmo tempo é necessário entender as tabelas CBHPM, AMB e tabelas próprias criadas pelas fontes pagadoras.

Esta realidade gera uma complexidade relevante para o médico e seus colaboradores de suporte (secretária, faturista, administrativo); desta forma, entendemos que é fundamental o conhecimento das regras pelo médico para que ele possa se posicionar e conseguir entender e negociar seus honorários da melhor forma possível.

14 https://www.unimed.coop.br/home/sistema-unimed/cooperativismo.

As regras e fatores de cálculo para definir os valores específicos de cada procedimento realizado são: a) tabela referência negociada e aplicação das regras específicas (CBHPM, AMB e tabelas próprias); b) percentual aplicado sobre a tabela referência (%); c) acomodação – apartamento ou enfermaria; d) via de acesso a partir do segundo procedimento – mesma via ou via separada; e) função no ato cirúrgico – cirurgião principal ou auxiliar; f) procedimento realizado em regime de urgência; g) local de prestação de serviço – hospital, laboratório, consultório.

É importante ressaltar que as regras são definidas entre médicos e fontes pagadoras, desta maneira existem acordos específicos para cada médico apresentando diversos pontos de exceção de valores por procedimentos.

Processo de pagamento e contratualização para cálculo de valores de repasse de honorários dos hospitais e clínicas

O processo de pagamento realizado por hospitais e clínicas para os médicos não segue a lógica comum do faturamento realizado pelos prestadores para as operadoras de saúde. É bastante comum existirem muitas dúvidas sobre como proceder para realizar o controle da remuneração médica neste contexto, principalmente porque, neste cenário, não existe um contrato detalhado da remuneração como ocorre com as operadoras de saúde.

A forma de cálculo de honorários médicos pode ou não seguir os cálculos das tabelas de mercado, por isso é fundamental entender como este processo de "repasse de honorários", como é conhecido no mercado, é realizado. O médico pode solicitar o entendimento de seus pagamentos abertos por tabelas e códigos de cada operadora de saúde, considerando eventuais descontos sobre os valores faturados pelo hospital ou clínica para as operadoras de saúde.

O processo de faturamento e pagamento direto de operadoras de saúde segue uma linha mais comum do que tipicamente é disponibilizado de conteúdo e ensino na área da Saúde, porém, neste cenário, é mais comum existirem perdas relacionadas a problemas na execução do faturamento e acompanhamento de glosas.

Gerar o arquivo XML de faturamento e dos recursos de glosa é atividade rotineira na gestão de recebíveis do médico, não sendo o foco transacional neste livro. Entretanto, abordaremos esse tema de forma mais abrangente para que o médico entenda os impactos operacionais e financeiros na sua realidade de recebimento *versus* o repasse médico e compreenda como alcançar maior eficiência para alcançar melhor remuneração médica e melhoria nos valores de seus honorários.

Organização do fluxo de recebimentos do médico

a complexidade de gestão dos recebíveis dos médicos é potencializada por dois fatores combinados: diversidade de fontes pagadoras (repasse médico e faturamento de operadoras) combinada com prazos de recebimento muitas vezes com diferenças por códigos de procedimentos.

Neste capítulo, abordaremos, de forma abrangente, a gestão do fluxo de recebimentos do médico, com a visão de todas as fontes pagadoras e seu impacto e perdas relevantes. Um tópico relevante que será abordado sobre o repasse médico é o impacto do modelo de recebimento definido com o prestador: pagamento por produção; pós–faturamento; e pós-recebimento.

A Figura 7.3 resume o fluxo de recebimento do médico e a respectiva gestão.

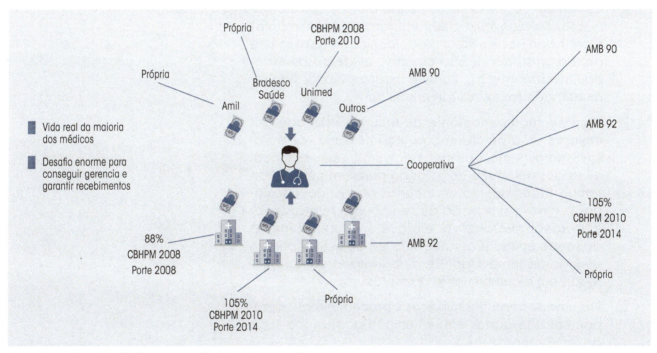

Figura 7.3 | **Complexidade para gestão de remuneração.**
Fonte: Desenvolvida pela autoria.

Novos modelos de remuneração

O modelo de remuneração precisa mudar, deixar de remunerar simplesmente pelo evento e criar mecanismos que consigam remunerar melhor quem produz melhor resultado, com melhor qualidade e com todos os controles de segurança do paciente garantidos e o melhor custo-efetividade. Além disso, é dar mais ênfase à Medicina preventiva, a programas de qualidade de vida e de mudanças para estilos de vida saudáveis e de menores condições de risco.

O modelos típicos desenvolvidos são:

- **Fee for service**: conta aberta, conforme tabela de procedimentos, exames e insumos previamente acordada. A demanda é induzida pela oferta, estimulando a sobreutilização principalmente de serviços mais caros;

- **Pay for performance**: P4P – remuneração ajustada pelo desempenho do prestador, com a mensuração de indicadores de qualidade e efetividade. Precisa de um modelo base de remuneração (p. ex., o próprio fee for service) que é ajustado (bônus) conforme o resultado/qualidade;

- **Pagamento por diárias**: global/semi-global – inclusão além da simples hotelaria, materiais, medicamentos, insumos, Serviço de apoio diagnóstico terapêutico (SADT), honorários – incentivo ao aumento do tempo de internação;

- **Captation**: pagamento vinculado a um grupo de pacientes definido, cujo cuidado (parcial ou totalmente) é pré-pago por um valor predeterminado. O risco fica para o prestador de serviço, caso as despesas excedam os pagamentos. Permite modelos híbridos de remuneração (p. ex., saúde primária);

- **Orçamentação**: montante de recursos estimado por meio de uma programação orçamentária com valores geralmente baseados em uma série histórica, ajustados pelo fator de inflação para um período de tempo (transferência de recursos não estão vinculadas à efetiva produção destes). É uma forma de remuneração prospectiva, em que o estabelecimento de saúde estima suas necessidades de gastos por um período de tempo (ano) e o contratado compromete-se com o cumprimento de metas;

- **Pacotes de consultas médicas e procedimentos**: agrupamento de gastos em um único pacote (não foge do fee for service);

- **Bundle payments**: pacotes mais amplos que incluem o pré-evento, o evento e o pós-evento até determinado período preestabelecido;

- **DRG (Diagnosis Related Groups)**: criado originalmente como ferramenta de gestão hospitalar para viabilizar a mensuração e a avaliação do desempenho de hospitais;

- **Assalariamento**: remuneração por hora trabalhada;

- **DRG (Diagnosis Related Groups)**: desenvolvida na Universidade de Yale, nos Estados Unidos, entre o final da década de 1960 e o curso da década de 1970, teve o objetivo de definir o produto hospitalar para fins de monitoramento da utilização de serviços, bem como de avaliação e gerência de qualidade da atenção hospitalar. Trata-se de um modelo de remuneração com base no tipo de caso ou doença tratada por meio de um valor previamente acordado. Esses casos ou patologias são classificados com variáveis preestabelecidas, em grupos homogêneos no padrão de consumo de recursos, levando em consideração as comorbidades e complicações, a idade do paciente e o tipo de tratamento. Permite distinguir e separar os *outliers* – pagos separadamente.

BIBLIOGRAFIA

Modelo-GFACH.pdf – Gestão em Faturamento, Auditoria de Contas e Administração Comercial Hospitalar

ANS AMB – CBHPM.pdf

Calculo-AMB-CH.pdf

ROL ANS x CBHPM.pdf

AMB92-Instrucoes-Gerais.pdf

JPM_Brazil_Healthcare.pdf

MARKETING PESSOAL E DA EQUIPE CIRÚRGICA
LIMITES ÉTICOS

FÁBIO ROGÉRIO

8

O conceito de marketing pessoal não é novo. Especialistas atribuem sua contemporaneidade ao próprio marketing. No entanto, assim como ocorre com seu irmão, pairam sobre o marketing pessoal muitas dúvidas e ideias equivocadas, muitas vezes associando-o pejorativamente à **autopromoção**.

Para tratar do tema no ambiente médico, é preciso, antes de mais nada, retomar conceitos, colocando as coisas em seus devidos lugares. A começar pelo próprio conceito de marketing, que dá origem ao tema central deste capítulo. Segundo Philip Kottler, o "marketing é visto como a tarefa de criar, promover e fornecer bens e serviços a clientes, sejam eles pessoas físicas ou jurídicas". Para isso, deve atuar em quatro elementos fundamentais, denominados "mix de marketing" ou simplesmente de "4 Ps": produto; preço; praça [ou ponto]; e promoção.

A promoção, que se refere à comunicação da oferta do produto ou serviço ao mercado e ao cliente, é apenas um desses elementos; o último, por sinal. No entanto, é ela quem recebe maior destaque quando as pessoas se referem ao marketing. A propaganda, a publicidade e a promoção de vendas são comumente entendidas e tratadas como o marketing propriamente dito. Isso é comum, mas, de certa forma, equivocado porque há um caminho a ser percorrido antes da comunicação com o mercado. Em especial no marketing moderno, esse caminho se origina no entendimento dos desejos, dores e necessidades do consumidor. É a partir desse conhecimento que o marketing se debruça para criar ou aprimorar produtos e serviços que atendam os anseios do público-alvo a um preço compatível com a percepção de valor desejada ou percebida e entregue da forma mais conveniente possível, facilitando e maximizando as possibilidades de aquisição.

Com o marketing pessoal não é diferente. Formado por um conjunto de estratégias que visam posicionar positivamente a imagem e a reputação de um indivíduo, tem como ponto de partida as habilidades, competências e atitudes deste, elementos que formam a sua **marca pessoal**.

Perceba, portanto, que marketing pessoal não é sobre o que alguém comunica sobre si mesmo, mas, fundamentalmente, sobre o quanto as suas capacidades são **percebidas** e **conectadas** com o público-alvo, seja ele pessoas, seja ele empresas.

Desta forma, a semente do marketing pessoal é a essência do indivíduo, seu modo de ser e de agir. A essa essência, são acrescentados conhecimentos, habilidades e experiências, que tornam cada indivíduo único e dono de uma marca pessoal própria.

Por sua vez, a construção de uma marca pessoal forte e relevante demanda tempo e energia e normalmente está ligada à gênese da vida profissional, à escolha da profissão e aos caminhos para a construção de uma carreira sólida.

Em se tratando do ambiente médico, essa construção se dá na medida em que o indivíduo, ainda estudante, direciona seus esforços e atenção a uma área específica, buscando, assim, conhecimento e capacitação por intermédio dos estudos da prática médica e do ingresso na residência médica ou no curso de especialização, por exemplo.

Essa marca vai se consolidando a partir do seu empenho e desempenho nos vários ambientes de atuação, profissional e acadêmico.

Ter uma marca pessoal forte é tão relevante para o profissional quanto o é para empresas, uma vez que "o conhecimento da marca frequentemente é o ponto-chave na consideração de um comprador", sendo o significado da marca para este comprador um fator preponderante na escolha.

No caso do profissional médico, sua **marca pessoal** é o seu nome e tudo o que este representa, como sua área de atuação, especialidade e toda a sua bagagem profissional. Já o "comprador" pode ser entendido como o paciente, o empregador ou o serviço de saúde no qual pretende atuar.

No entanto, de nada adianta construir uma potente marca pessoal, se ela não for conhecida e reconhecida por quem importa. É neste ponto que entra em ação o marketing pessoal como ferramenta primordial para a construção de um posicionamento adequado para esta marca.

Posicionamento, segundo Al Ries e Jack Trout, **é o espaço que uma marca ocupa na mente do consumidor.** Em se tratando de marketing pessoal e especialmente no marketing médico, este posicionamento refere-se à percepção do profissional médico como autoridade na sua área de atuação.

Autoridade, aliás, é um dos principais elementos de respeitabilidade e persuasão, conforme apontado por Robert Cialdini. Ainda mais quando essa autoridade não advém apenas do cargo que um profissional ocupa, mas especialmente do conhecimento que ele detém.

Assim, a construção de autoridade médica por meio da elaboração de estudos, participação em eventos científicos – como ouvinte, congressista, palestrante ou mesmo produtor – e, claro, da prática eficiente da Medicina, são formas absolutamente éticas e eficazes de se fazer marketing pessoal.

Para além dos limites do ambiente científico e acadêmico, o profissional médico pode encontrar, no **marketing de conteúdo**, uma poderosa ferramenta para construção do seu posicionamento, a partir da oferta de informações relevantes e de qualidade para o público leigo.

O uso desta estratégia, no entanto, apesar de perfeitamente adequada, não é tarefa fácil. Ainda mais diante do enorme volume de informações – nem sempre confiáveis – à disposição do consumidor a um clique de distância.

Além da concorrência, e muito em função dela, o profissional médico precisa estar preparado e atento para não incorrer em atos que possam atentar contra as diretrizes do Código de Ética Médica, em especial as dos artigos 111 e 112, que tratam da qualidade e veracidade do conteúdo promovido pelo profissional.

Contudo, o mesmo Código de Ética preconiza, como um de seus Princípios Fundamentais, que "o alvo de toda a atenção do médico é a saúde do ser humano, em benefício do qual deverá agir com o máximo de zelo **e o melhor de sua capacidade profissional**".

Sendo assim, disponibilizar ao público leigo, pacientes ou não, a melhor informação, a mais fidedigna, a mais adequada e a mais útil possível também é um ato de compromisso com a Medicina, especialmente quando essas informações servem para contrapor-se a inverdades e a educar a população para os melhores caminhos no que se refere à sua saúde.

Diga com quem andas

Atribui-se ao empreendedor, escritor e palestrante Jim Rohn a autoria da frase que diz que "você é a média das cinco pessoas com que mais convive". Há quem discorde dessa afirmação, argumentando que a simples convivência com pessoas de sucesso [ou não] de nada adianta se não houver atitude por parte do indivíduo.

Controvérsias à parte, a máxima defendida por Rohn trata do impacto do ambiente na formação do indivíduo e, especialmente, nas suas escolhas e tomadas de decisão.

Em se tratando de marca e marketing pessoais, a ideia faz todo o sentido, especialmente se considerarmos que certos ambientes podem proporcionar ao indivíduo oportunidades que outros não oferecem; oportunidades de aprendizado, de aquisição de experiência e de troca de ideias enriquecedoras com pessoas mais experientes e capacitadas, por exemplo.

E quando essas pessoas de sucesso fazem parte da mesma equipe? Há quem atribua ao filósofo René Descartes a autoria da afirmação segundo a qual o indivíduo deve se cercar de pessoas mais inteligentes que ele mesmo para, assim, evoluir pessoal e profissionalmente. Empreendedores, atores e escritores partilham do mesmo pensamento e conduta.

Imagine, por exemplo, uma equipe médica formada por alguns dos principais profissionais de sua área. Expoentes da comunidade médica com autoridade reconhecida em função das suas contribuições práticas e científicas à Medicina. Agora, tente vislumbrar qual a percepção que pacientes, instituições e outros médicos têm sobre cada um dos indivíduos deste grupo, mesmo sem conhecê-los pessoalmente.

Parece-me evidente que a autoridade, o talento e a notoriedade individual favorecem a imagem do grupo e vice-versa. Sendo assim, fazer parte de um grupo altamente qualificado e/ou ter no grupo alguém com notória qualificação é uma excelente estratégia de marketing pessoal. Para cada médico e para toda a equipe.

Aliás, um dos principais elementos da construção de marca e do marketing pessoal é a rede de contatos. É ela que atribui valor àquilo que somos e fazemos, pois em termos profissionais "trata-se do que você conhece e de quem você conhece".

Como profissionais, fazemos parte de uma emaranhada rede de relações denominada "mercado" e "quanto maior e mais qualificada for a sua rede de contatos, maior será sua possibilidade de ser visível e desejado".

Arthur Bender afirma que essas redes "são vivas e dinâmicas" e formadas por círculos, classificados em primários e secundários. Os primários são constituídos de contatos com os quais mantemos uma relação mais direta e cotidiana; são colegas, subordinados, superiores, amigos e familiares etc., que conhecem a sua marca pessoal e atribuem valor a ela com base nas suas ações diárias.

Já os secundários compreendem profissionais cuja relação não é tão próxima, mas com os quais você já tenha mantido algum contato profissional e aos quais pode ter impressionado positivamente [ou não] e que, por isso, atribuem valor à sua marca pessoal com base nessas poucas experiências e interações.

Nos anos 1970 e 1980, Mark Granovetter conduziu um estudo sociológico no qual classificou as relações sociais de forma bem similar à descrita por Bender, denominando-as como laços fortes e fracos.

O estudo de Granovetter culminou na teoria da força dos laços fracos, aqueles formados pelos indivíduos com os quais temos menos interação e contato.

Essa teoria defende que os laços fracos têm um importante papel na disseminação de ideias e informações, uma vez que são capazes de abranger um maior número de pessoas, enquanto os laços fortes, que atuam como pontos de confiança, acabam por manter a disseminação de informação restrita e redundante.

Em se tratando de marketing pessoal, ambas as abordagens servem para apontar os impactos de nossas ações, atitudes e comunicação a respeito de nossa marca pessoal sob o ponto de vista das pessoas com as quais nos relacionamos: de fortalecimento para os mais próximos, e de abrangência para os mais distantes.

Portanto, o marketing pessoal, praticado de forma coerente com a transparência, a verdade e a ética, deve ser entendido não apenas com um instrumento de crescimento e de desenvolvimento particular, mas também e especialmente como uma ferramenta de transformação da sociedade por meio da disseminação de boas práticas e conhecimento valioso.

Os melhores profissionais são aqueles que enxergam seu trabalho não como um ofício, mas como uma oportunidade de servir e transformar a vida do próximo.

BIBLIOGRAFIA

Aaker DA. Marcas: brand equity gerenciando o valor da marca. São Paulo: Elsevier, 1998.

Bender A. Personal branding: construindo sua marca pessoal. São Paulo: Integrate Editora, 2009.

Cialdini RS. As Armas da persuasão. Rio de Janeiro: Editora Sextante, 2012.

CONSELHO FEDERAL DE MEDICINA, Código de Ética Médica – Resolução CFM n. 1.931/09, 2009.

Heller R. Marketing pessoal: a proposição específica de sucesso. São Paulo: Integrare Editora, 1982.

KOTTLER, Philip. Administração de Marketing. São Paulo, 2000

CAPTAÇÃO DE RECURSOS PÚBLICOS E PRIVADOS COMO FERRAMENTA DE APRIMORAMENTO PROFISSIONAL

MARIANA GONÇALVES MAGON

9

A captação ou mobilização de recursos orientada e qualificada é uma forma necessária de implementação dos projetos, em apoio à sua finalidade principal, às políticas públicas e aos investimentos que geralmente não são possíveis de execução somente com recursos próprios, sejam nas organizações governamentais, seja nas não governamentais (ONG); seja nas organizações públicas, seja nas privadas, independentemente da fonte ou do método para gerá-los.

Os recursos podem ser governamentais, próprios ou transferidos.

Entre os grandes desafios das organizações, a disparidade entre as demandas e os recursos disponíveis para atendê-las é exorbitante. Para que os resultados sejam palpáveis e tenham impacto, são fundamentais atenção e agilidade na captação dos recursos.

Conhecer o próprio orçamento e dos demais entes que possam vir a se tornar fonte de recursos, entendendo o ecossistema que o cerca, é extremamente oportuno para a busca de melhores investimentos.

Apesar de não haver regulamentação para a profissão de captador de recursos, sendo criada mediante as necessidades das entidades, é importante mencionar que a busca por recursos complementares é um método de identificar oportunidades e parceiros para explorar e testar novas iniciativas de negócios, viabilizando o melhor aproveitamento de recursos , otimizando esforços e propiciando a melhor obtenção de resultados.

Embora o termo "captação de recursos" aponte exclusivamente para o entendimento financeiro, o conceito é muito mais amplo e abrange também aqueles recursos relacionados à capacidade técnica e tecnológica, materiais, imateriais e humanos , tanto para criação quanto para implementação.

As ações que envolvem essas atividades podem ser aplicadas para colaborar especificamente com uma instituição (seja pública, seja privada), municípios, estados e/ou projetos e programas prioritários.

Gerando as mais diversas limitações, a escassez de capital afeta diretamente as entidades, desde a prestação de serviços básicos, infraestrutura, atualizações até a implementação de melhorias contínuas por meio de pesquisas e estudos acadêmicos.

A exemplo, temos a presente crise ocasionada pelo coronavírus, que exigiu um grande volume de investimentos em saúde em um prazo curto de tempo. A fim de reduzir a crise sanitária, os recursos públicos foram redirecionados para o Sistema Único de Saúde (SUS) nas três esferas de governo. Ainda que o setor privado tenha apoiado o SUS, não recebeu as mesmas oportunidades e benefícios.

O setor privado repentinamente teve de lidar com um crescimento da demanda por atendimento de pacientes com covid, aumento no preço dos insumos e a suspensão das cirurgias e de exames eletivos, reduzindo bruscamente as receitas dos hospitais particulares.

No terceiro setor, a pandemia acometeu o orçamento das entidades. Segundo Luis Donadio, coordenador do Escritório de Captação de Recursos da Fundação Osvaldo Cruz (EC/Fiocruz), com a pandemia de covid, constatou-se que, dos R$ 7 bilhões recebidos pela Fiocruz durante a pandemia, dos diversos entes da sociedade, 80% haviam sido operados por instituições públicas.

A pandemia em si foi um dos principais fatores recentes que demonstraram o quanto os orçamentos das instituições e dos governos são frágeis e limitados, o que sensibilizou esses agentes sobre a importância de estruturar áreas e setores voltados para as atividades de captação de recursos.

Outros desafios que tornam os recursos mais restritos são os cenários econômico, legal e político no Brasil.

Porém, não basta apenas captar recursos, com a estruturação de áreas e setores voltados para essas ações, é imprescindível a qualificação dos recursos humanos envolvidos, capacitando as equipes para a elaboração de planos pautados nas prioridades e na viabilidade de implantação de determinado projeto, considerando todas as perspectivas que este exija, acompanhando a execução técnica e financeira até sua conclusão, objetivando uma gestão eficiente e eficaz.

Quando da elaboração, a adequação de metas reais, as estimativas de valores objetivas e atualizadas, a avaliação de prazos e suas formas de acompanhamento auxiliam a execução de projetos exequíveis.

O estabelecimento de metas viáveis, a capacitação, o acompanhamento dos indicadores, os investimentos em relacionamentos institucionais e o monitoramento da execução dos projetos são essenciais para a obtenção de resultados favoráveis.

Captação de recursos públicos

Conscientes do que compete aos recursos próprios, buscam-se alternativas externas para a captação de recursos.

Há diversos formatos de transferências de recursos dos entes públicos às demais esferas, amplamente atendidos nas outras áreas tão essenciais quanto a saúde, brevemente explanados aqui apenas para agregar conhecimento ao leitor, já que o foco deste trabalho é a área da Saúde:

- **Transferências constitucionais:** correspondem às parcelas de recursos arrecadados pela União e repassados conforme a Constituição Federal.

- **Transferências legais:** repasses regulamentados por leis representativas que determinam a habilitação, a aplicação e a prestação de contas. Podem ser vinculadas ou não a uma finalidade específica. Apresentam-se em transferências automáticas, que consistem em repasses financeiros sem uso de convênios, ajustes, acordos ou contratos, ocorrendo mediante depósito em conta específica do beneficiário, empregada para a descentralização de recursos em determinados programas da área de educação.

▓ **Transferências direta ao cidadão:** programas que concedem benefícios financeiros mensais ao público-alvo do programa.

▓ **Transferências voluntárias:** para custeio ou investimento, a título de cooperação, auxílio ou assistência financeira não relacionados a determinações constitucionais ou legais.

Principal mantenedor financeiro para o atendimento à saúde, os recursos públicos podem ser obtidos por entidades governamentais e não governamentais (sem fins lucrativos).

A Emenda Constitucional n. 29, de 13 de setembro de 2000, assegura o financiamento de ações e serviços públicos de saúde, propondo que as três esferas de governo aportem anualmente recursos mínimos oriundos de percentuais das receitas. Consideram-se despesas com ações e serviços públicos de saúde aquelas com pessoal ativo e outras despesas de custeio e de capital, relacionadas a programas finalísticos e de apoio, inclusive administrativos, que sejam destinadas às ações e serviços de acesso universal igualitário e gratuito e que estejam em conformidade com objetivos e metas dos planos de saúde de cada ente federativo.

A Portaria do Ministério da Saúde (GM/MS) n. 204, de 29 de janeiro de 2007, regulamenta o financiamento e a transferência dos recursos para ações e serviços de saúde, monitorando e controlando estes recursos.

Atualmente, a distribuição dos recursos públicos, principalmente oriundos da União, é pautada pelo Pacto Federativo, estabelecido pela Constituição Federal de 1988. Esse Pacto determina as obrigações financeiras, as leis, a arrecadação de recursos, os campos de atuação e a definição das competências de cada ente da federação – União, Estados, Distrito Federal e Municípios.

A Constituição prevê que cada esfera do governo deve aplicar uma parcela mínima da arrecadação de receitas com impostos em saúde, sendo, para os estados, o valor de 12% da receita e, para municípios, 15%.

O Fundo Nacional de Saúde (FNS), instituído pelo Decreto n. 64.867, de 14 de julho de 1969, atua na esfera federal como gestor financeiro dos recursos do SUS, financiando despesas de capital e despesas correntes, em conformidade com políticas e programas gerenciados pelas secretarias finalísticas do Ministério da Saúde, além de gerir as transferências desses recursos para estados, municípios e o Distrito Federal.

As dotações orçamentárias que compõem o Orçamento Geral da União, destinadas às transferências de recursos, são:

- Recursos de programa: programas previamente elencados pelo concedente, disponíveis para que entidades públicas e privadas possam cadastrar propostas de projetos;

- Recursos de emenda parlamentar: concedidos aos parlamentares , inseridos no Orçamento Geral da União, com vistas a participar e influir na distribuição das propostas do Poder Executivo.

A distribuição dos recursos pelo Ministério da Saúde é feita mediante legislação vigente e adequada ao caráter técnico de execução.

Após a publicação da Portaria n. 3.992/2017 do Ministério da Saúde em 28 de dezembro de 2017, os recursos federais destinados para ações e serviços públicos de saúde passaram a ser transferidos na modalidade fundo a fundo, por meio de dois blocos:

- Bloco de Custeio das Ações e Serviços Públicos de Saúde: recursos destinados a ações e serviços públicos de saúde já implantados e ao funcionamento dos órgãos e estabelecimentos responsáveis;

- Bloco de Investimento na Rede de Serviços Públicos de Saúde: recursos destinados à estruturação e à ampliação de ações e a serviços públicos de saúde.

Tabela 9.1 | **Objetos financiáveis**

Capital – investimento	Custeio – corrente
Construção de unidade de saúde	Manutenção de unidade de saúde
Ampliação de unidade de saúde	Reforma de unidade de saúde
Aquisição de equipamentos	Capacitação de recursos humanos
Aquisição de material permanente	Estudos e pesquisas

Fonte: Adaptada da Cartilha para Apresentação de Propostas ao Ministério da Saúde

A classificação de investimento (GND 4) é utilizada para despesas orçamentárias com execução de obras de ampliação e construções novas ou com aquisição e instalação de equipamentos e material permanente. O repasse é feito via fundo a fundo, convênio ou contrato de repasse, atendendo a Estruturação de Unidades de Atenção Especializada em Saúde (MAC) ou a Estruturação da Rede de Serviços de Atenção Primária à Saúde (PAP).

Destaca-se que só é permitida a aquisição de equipamentos e materiais permanentes que façam parte da Relação Nacional de Equipamentos e Materiais Permanentes financiáveis para o SUS (Renem).

Já a classificação de outras despesas correntes (GND 3) é utilizada para as despesas orçamentárias de aquisição de material de consumo, reformas, capacitações, além de outras despesas correntes dos demais grupos de natureza (p. ex., de categoria econômica: auxílio transporte e auxílio alimentação). O repasse é feito via fundo a fundo, atendendo o Incremento Temporário do Teto da MAC ou ao Incremento Temporário ao Custeio dos Serviços da PAP.

Antes do envio do recurso, recomenda-se a consulta aos tetos PAP e MAC de cada estado, do Distrito Federal e de cada município a ser indicado como beneficiário. Caso o teto já esteja superado, não é possível o recebimento de novos recursos no ano vigente.

Não é exigida contrapartida dos estados, municípios e do Distrito Federal para transferências de recursos ao SUS, da mesma forma para entidades privadas sem fins lucrativos que atuem em saúde e atendam o art. 76 da Lei n. 13.242/2015.

Os instrumentos de repasses dos recursos do Ministério da Saúde aos estados e aos municípios são:

- Transferências fundo a fundo;
- Convênios;
- Contrato de repasse;
- Termo de execução descentralizada.

Os consórcios públicos, criados pela Lei nº 11.107, de 6 de abril de 2005, determinam a junção de dois ou mais entes da Federação com personalidade jurídica para estabelecer relações de cooperação e realizar objetivos comuns. O art. 9º da Portaria Interministerial (PI) n. 127, de 29 de maio de 2008, determina que os consórcios públicos têm preferência às transferências voluntárias provenientes de órgãos e entidades da Administração Pública Federal.

Essas transferências de recursos da União para as demais esferas da administração pública ou para entidades privadas sem fins lucrativos são realizadas por meio de celebração de instrumentos entre as partes, para execução de atividades de interesse recíproco, destacadas no Orçamento Geral da União em dotações orçamentárias com finalidades específicas.

Priorizando a captação de recursos públicos em saúde, conforme as classificações supramencionadas, a seguir, descrevemos detalhadamente os instrumentos de repasse.

Transferências fundo a fundo na saúde

Transferências fundo a fundo descentralizam recursos, dispensando a formalização de convênios.

Orientadas pela Lei n. 8.142/1990 e disciplinadas pelo Decreto n. 1.232/1994, são transferências que se desenvolvem no âmbito do SUS, por meio do FNS, sob a gestão da Norma Operacional Básica do Sistema Único de Saúde (NOB) 01/1996.

Essas transferências são destinadas à cobertura de ações e a serviços de saúde implementados pelos estados, Distrito Federal e municípios. Essas ações e serviços correspondem ao investimentos na rede de serviços, à cobertura ambulatorial e hospitalar e demais ações de saúde.

O processo de descentralização foi aprimorado pelo Ministério da Saúde em 2006, com a divulgação do Pacto da Saúde (Portaria n. 399/2006). Sendo assim, as transferências passaram a compor seis blocos de recursos: atenção básica (atenção primária); atenção de média e alta complexidade; vigilância em saúde; assistência farmacêutica; gestão do SUS; e bloco não regulamentado.

As transferências são efetuadas diretamente do Fundo Nacional de Saúde para os fundos de saúde estadual, do Distrito Federal e municipal. A aplicação deve ser realizada conforme previsto no plano de saúde da respectiva esfera governamental. Deverá refletir, ao fim de cada exercício:

- A vinculação com a finalidade de cada Programa de Trabalho do Orçamento Geral da União (OGU) que deu origem ao repasse;

- O estabelecido no Plano de Saúde e na Programação Anual de Saúde de cada ente federativo;

- O objeto e o compromisso pactuados nos atos normativos do SUS.

Quando do direcionamento de recursos aos municípios, conforme a Lei n. 8.142/1990, a municipalidade deve cumprir os critérios mínimos, que contam com a existência de Fundo de Saúde; Conselho de Saúde, plano de saúde, relatório de gestão, contrapartida de recursos nos respectivos orçamentos e a existência de uma Comissão de elaboração do Plano de Carreira, Cargos e Salários (PCCS), previsto o prazo de 2 anos para sua implantação. O não atendimento desses critérios remete ao estado a administração dos recursos.

No que diz respeito à prestação de contas, a Portaria de Consolidação n. 1 GM/MS de 2017 regulamenta o Relatório de Gestão consolidando as normas sobre direitos e deveres dos usuários da saúde, da organização e do funcionamento do SUS.

Esse Relatório de Gestão deverá ser encaminhado para o Ministério da Saúde anualmente e submetido ao respectivo Conselho de Saúde para aprovação, comprovando a conformidade na aplicação dos recursos transferidos (adequação com a finalidade da ação orçamentária) e o cumprimento do objeto pactuado.

Convênios e contrato de repasse

A Portaria Interministerial n. 424, de 30 de dezembro de 2016, estabelece que

> **Convênio é um instrumento que disciplina a transferência de recursos financeiros de órgãos ou entidades da Administração Pública Federal, direta ou indireta, para órgãos ou entidades da Administração Pública Estadual, Distrital ou Municipal, direta ou indireta, consórcios públicos, ou entidades privadas sem fins lucrativos, com a finalidade de execução de projeto ou atividade de interesse recíproco e em mútua cooperação.**

O Decreto n. 6.170, de 25 de julho de 2007, institui que o contrato de repasse é o instrumento administrativo em que a transferência de recursos financeiros é realizada por intermédio de instituição ou agente financeiro público federal, como mandatário da União.

As normas aplicam-se aos convênios e, no que couber, aos contratos de repasse.

Termo de execução descentralizada

O Termo de Execução Descentralizada é a descentralização de crédito entre órgãos e/ou entidades integrantes dos Orçamentos Fiscal e da Seguridade Social da União, para efetivação de ações de interesse da unidade orçamentária descentralizadora e do objeto previsto no Programa de Trabalho, respeitada fielmente a classificação funcional programática.

Captação de recursos privados

O setor de Saúde, no Brasil, tem enfrentado inúmeras dificuldades, o que vem exigindo uma urgência por parte das instituições e organizações na diversificação para aportar recursos em seus projetos. A profissionalização da gestão dos projetos tem se tornado cada vez mais necessária e resolutiva diante das perspectivas e projeções para o cenário econômico no país.

A fim de financiar investimentos, surgem alternativas no setor privado que podem auxiliar na complementação dos recursos públicos, hoje insuficientes para a manutenção da saúde.

Ainda que a busca por recursos no setor privado proporcione um leque maior de opções, estas seguem obrigações fiscais disciplinadas por legislações e, em especial, pela Lei de Responsabilidade Fiscal (LRF) – Lei Complementar (LC) n. 101.

Curiosamente, antes da LC n. 101, não havia legislação que pautasse o endividamento público, os limites de gasto e a contratação de operações de crédito, o que proporcionou um verdadeiro caos nos orçamentos dos entes governamentais, ocasionando o acúmulo de dívidas imensas, mal planejadas e que transcorriam de mandato a mandato.

A ausência de uma legislação como esta foi e é até os tempos atuais, a maior causadora de obras inacabadas e de entes públicos endividados.

A LRF veio para estabelecer parâmetros relacionados aos gastos públicos de cada ente federativo. A implantação de restrições orçamentárias propõe a preservação fiscal dos entes, em conformidade com seus balanços anuais, garantindo saúde financeira de estados e municípios.

Financiamentos

Principal fonte de captação de recursos privados, o financiamento é a alternativa mais usual para complementação dos orçamentos e para a realização de grandes investimentos.

No Brasil, os principais financiadores são os bancos de desenvolvimento, acionados tanto para projetos públicos como privados, de longo prazo e alto valor pleiteado.

De forma sucinta, os bancos de desenvolvimento são instituições financeiras, via de regra constituídos por governos e proporcionam o suprimento adequado ao financiamento, a médio e a longo prazos, para programas e projetos de desenvolvimento econômico e social.

Atualmente, os principais financiadores, que correspondem a 50% do sistema bancário brasileiro, são a Caixa Econômica Federal, o Banco do Brasil e o Banco Nacional de Desenvolvimento Social (BNDES). Além desses, alguns bancos nacionais também atuam como provedores de capital para financiamentos de longo prazo.

Em sua maioria, os financiamentos são desejados para realizar a expansão e/ou modernização das estruturas físicas das instituições de saúde, para melhoria e aumento da capacidade de atendimento e da prestação de serviços de saúde, mas, ainda assim, atendem demandas para modernização da gestão, governança, eficiência operacional e certificação, vislumbrando a sustentabilidade econômico-financeira.

Parceria público-privada (PPP) e procedimento de manifestação de interesse (PMI)

Inseridas no cenário nacional pela Lei Federal n. 11.079, de 27 de janeiro de 2003, as parcerias público-privadas (PPP) são comumente apresentadas como a união de um grupo de atores com um objetivo comum de melhorar a saúde, com papéis e princípios mutuamente acordados. São constituídas por três fatores:

- Envolver pelo menos uma organização privada sem fins lucrativos e uma organização sem fins lucrativos ;

- Compartilhamento dos esforços e benefícios;

- Criação de valores sociais para melhorar a saúde.

Respeitadas as regras impostas pelos órgãos reguladores governamentais, podem apresentar avanços e soluções inovadoras para oferecer recursos adicionais a pesquisas em saúde pública.

O Procedimento de Manifestação de Interesse (PMI) permite que pessoas físicas ou jurídicas apresentem estudos de viabilidade para algum projeto específico subsidiando com informações aptas para a abertura de um processo de concessão ou de PPP.

O estudo vencedor que será utilizado para a implantação do empreendimento terá o ressarcimento dos gastos da elaboração do projeto, já para os demais não há nenhum reembolso válido.

O PMI pode ser aplicado em projetos de PPP, concessão, permissão e arrendamento de serviços e bens públicos, concessão de direito real de uso, desestatização de empresas e contratos de parceria.

Editais

São chamamentos públicos abertos por pessoas jurídicas, que, mediante aos critérios propostos, seleciona ONG para receber recursos ou premiações previstas no edital.

Os editais são uma fonte muito importante de captação de recursos, recomendados para todos os tipos de organizações, pois, a exemplo de 2019, o montante dos editais movimentou mais de R $3 bilhões .

São extremamente democráticos e disponibilizados durante o ano todo para as mais diversas causas, para os mais diversos interessados e em valores flexíveis e adaptáveis às demandas e aos projetos.

A concorrência pelos recursos oferecidos nessa fonte é ampla e exige que os projetos sejam bem elaborados e planejados, atendendo as necessidades propostas e os critérios exigidos nos editais. Quando da aprovação, o recurso deve ser utilizado exclusivamente para a finalidade com a qual foi cadastrado e estimado no plano de trabalho.

Por fim, trabalhar com captação de recursos, sejam públicos, sejam privados, é ser altruísta. É sempre um trabalho árduo, sem garantias, com inúmeros elementos relevantes e conhecimento mínimo da instituição que o professional representa e, assim como as profissões da saúde, as conquistas satisfazem a alma daqueles que participam, pois as realizações sempre atendem a um bem comum maior.

BIBLIOGRAFIA

Cad. Saúde Pública 2017; 33 Sup 3:e00086316.

https://www.bndes.gov.br/wps/portal/site/home/financiamento/guia.

https://blog.houer.com.br/captacao-de-recursos-municipios/.

https://edisciplinas.usp.br/acessar/.

https://www.meunorte.com.br/como-captar-recursos/como-captar-recursos-com-empresas/.

https://portalfns.saude.gov.br/modalidades-de-transferencia/.

https://portalfns.saude.gov.br/wp-content/uploads/2021/10/Cartilha-de-Emendas-Parlamentares-PLOA-2022.pdf.

https://radarppp.com/blog/o-que-e-o-procedimento-de-manifestacao-de-interesse-pmi/.

https://www.scielo.br/j/csp/a/drk3GQCxZMTsnwQWxRjJdNQ/?lang=pt

https://summitsaude.estadao.com.br/desafios-no-brasil/como-captar-recursos-para-o-setor-da-saude-durante-crises/.

https://www.conass.org.br/guiainformacao/investimentos-no-sus/

https://www.gov.br/saude/pt-br/acesso-a-informacao/convenios-e-transferencias.

Lei de Responsabilidade Fiscal (Lei Complementar n. 101, de 4 de maio de 2000).

Manual de Obtenção de Recursos Federais – Senado Federal.

Portaria Interministerial n. 424, de 30 de dezembro de 2016.

10

O CONSELHO FEDERAL DE MEDICINA E AS SOCIEDADES MÉDICAS

LEONARDO EMÍLIO DA SILVA, TCBC

No contexto da necessidade de defender a Medicina (aqui inclusos o cidadão e o médico), o Conselho Federal (CFM) e os Conselhos Regionais de Medicina (CRM) foram criados há 65 anos. Importa registrar que o conceito de defesa se baseia em um sistema que remete ao conjunto de atividades comuns ao CFM e CRM, que, para sua melhor execução, necessitam ser organizadas na forma de um sistema com coordenação central, por meio de documentos coercitivos (resoluções), fiscalização e ação judicante. Assim, devem-se evitar confundir as atribuições lícitas às autarquias com as competências das federações (incluindo a Associação Médica Brasileira (AMB)) e as sociedades médicas, designadas como responsáveis pelas atividades de coordenação central, setorial ou seccional de um sistema de proteção da boa prática médica no nosso país.

A título de informação, de acordo com a Lei n. 12.846, de 1º de agosto de 2013, as fundações e associações de entidades ou pessoas estão sujeitas às sanções legais previstas, caso haja qualquer relação com entes públicos. Essa relação pode ser expressa até mesmo na forma de convênios firmados com entidades de fomento à pesquisa e com as entidades médicas.[1]

O objetivo deste capítulo é esclarecer, aperfeiçoar o entendimento e pontuar as prerrogativas, criadas em lei, do CFM, da AMB e das sociedades médicas no âmbito da Medicina nacional.

O Conselho Federal de Medicina

O governo do Presidente da República Getúlio Vargas, em 13 de setembro de 1945, por meio do Decreto-Lei n. 7955, de 13 de setembro de 1945, instituiu os Conselhos de Medicina (Federal e Regionais), em que, no artigo 1º, expressa: "Ficam instituídos, no território nacional, Conselhos de Medicina destinados a zelar pela fiel observância dos princípios da ética profissional no exercício da medicina ".[2]

Contudo, apenas em 1951, com a criação do Conselho Provisório de Medicina, o Decreto-Lei n. 7955/45 foi concretizado. Ulteriormente, após a criação dos Conselhos Regionais (CRM), por eleição indireta, foram indicados os primeiros membros do CFM, e assim o Presidente Getúlio Vargas encarregou a primeira diretoria do CFM de elaborar um projeto para regulamentar o Decreto-Lei já mencionado. Deste modo, elaborado o projeto que visava a regulamentação dos CRM/CFM, fez-se o Projeto de Lei n. 172-B de 1955, já no governo do Presidente Café Filho. Consequentemente, após se processarem algumas emendas, finalmente foi sancionada a Lei n. 3268, em 30 de setembro de 1957, pelo então presidente Juscelino Kubitschek, quando, então, legalmente, foram criados o CFM e CRM.[3]

A ideia inicial veio por uma necessidade perceptível: fiscalizar e normatizar a prática médica no Brasil, descentralizando do governo federal assim como do Judiciário esse fardo. Os CRM/CFM constituem uma autarquia, sendo, cada um deles, dotado de personalidade jurídica de direito público, com autonomia administrativa e financeira. Trata-se, portanto, de um órgão de Estado, e não de governo. Fazem parte desse Estado e não fazem parte do governo, a Constituição, o conjunto de servidores públicos estáveis, o patrimônio público, a máquina burocrática pública, as forças públicas etc.[4]

O organograma do CFM foi criado com base no respectivo Regimento Interno aprovado pela Resolução n. 1998, em 10 de agosto de 1998.[5] A estrutura organizacional do CFM é assim constituída:

- Plenário: órgão superior de decisão colegiada.

- Conselho Pleno Nacional dos Conselhos de Medicina: órgão colegiado de assessoria política.

- Diretoria (presidente; 1°, 2° e 3° vice-presidentes; secretário-geral; 1° e 2° secretários; 1° e 2° tesoureiros): órgão principal de decisão colegiada.

- Departamentos, câmaras técnicas e comissões permanentes e temporárias: órgãos colegiados específicos.

- Gabinete, coordenações e setores: órgãos de apoio operacional às atividades estratégicas e tático-operacionais do CFM.

Em observância ao artigo 1° da Lei n. 11.000, de 15 de dezembro de 2004, o CFM passou a ser constituído por 27 membros efetivos e 27 suplentes, todos eleitos em assembleia dos médicos de cada estado, e um membro titular e seu respectivo suplente representante da AMB.[6]

Ao longo desses 65 anos de criação, o CFM deixou de ser órgão meramente cartorial e judicante, passando a participar, com as principais entidades médicas, da luta em prol do médico brasileiro e de uma melhor assistência à saúde pública. Entre uma das grandes vitórias capitaneadas pelo CFM, podemos citar o Projeto de Regulamentação do Exercício Profissional (Ato Médico) que, em 10 de julho de 2013, tornou-se a Lei n. 1.2842/2013 que passou a reger o exercício da Medicina no Brasil, a chamada "Lei do Ato Médico".[7]

A Associação Médica Brasileira

A AMB foi fundada em 26 de janeiro de 1951, sendo uma sociedade sem fins lucrativos, com a missão de defender a dignidade profissional do médico e a assistência de qualidade à saúde da população brasileira.

Desde 1958, buscando o aprimoramento científico e a valorização profissional do médico, a AMB concede títulos de especialista aos médicos aprovados em rigorosas avaliações teóricas e práticas. Por meio de sua Comissão Nacional de Acreditação, a AMB também trabalha na atualização dos títulos, administrando os créditos necessários.

De acordo com seu estatuto social, são finalidades da AMB:

- Congregar os médicos e acadêmicos de Medicina do país e suas entidades representativas com o objetivo de atualização científica, defesa geral da categoria nos terrenos ético, social, econômico e cultural e de consumo;

- Propor modelos e contribuir para a elaboração da política de saúde e aperfeiçoamento do sistema médico assistencial (público e privado) do país;

- Orientar a população quanto aos problemas da assistência médica, à preservação e à recuperação da saúde;

- Conceder título de especialista, em conformidade com o disposto no respectivo Estatuto e no regulamento próprio;

- Defender, em juízo ou fora dele, os interesses de seus filiados, desde que esses interesses possam ser caracterizados como coletivos ou difusos e possam acarretar benefícios diretos ou indiretos para a classe médica como um todo;

- Elaborar, atualizar, divulgar e recomendar a classificação de procedimentos médicos para prestação de serviços médicos;

- Fomentar o ensino médico continuado;

- Promover planos securitários e previdenciários para os associados;

- Contribuir para o controle de qualidade das faculdades de Medicina;

- Contribuir para o estabelecimento de critérios para a criação de escolas médicas no país;

- Promover campanhas de cunho social que visem prevenir, preservar e recuperar a saúde da população.

A AMB é uma federação, constituindo-se de entidades médicas congêneres dos Estados e do Distrito Federal, suas unidades federadas, com base no regime representativo e as associações nacionais de especialidade, suas unidades conveniadas, conforme seu estatuto social.[8]

A AMB elabora, desde 2000, as Diretrizes Médicas baseadas em evidências científicas com o intuito de padronizar condutas e auxiliar o médico na decisão clínica de diagnóstico e tratamento. As sociedades de especialidade filiadas à AMB são responsáveis pela elaboração do conteúdo informativo e do texto da diretriz.[9]

As sociedades médicas

As sociedades médicas de especialidades são associações sem fins lucrativos e têm como objetivo principal o incentivo científico-educacional, exercido por intermédio do desenvolvimento da educação médica continuada (permanente), preparo do processo seletivo para a obtenção do título de especialista, atualização científica de seus membros, incentivo a pesquisas etc., visando sempre o bem-estar da população.

É importante ressaltar que o caráter científico-educacional que as sociedades médicas de especialidades fomentam devem ser pautadas com observância à ética e se preocupar com a divulgação na educação das políticas de boas condutas, de transparência e boas práticas entre seus membros, demonstrando as vantagens de estar em conformidade com as leis e os regulamentos vigentes.

O avanço da ciência médica promovido na grande maioria dos casos pelas universidades, por intermédio de suas pesquisas, tem sido divulgado não só por meio das publicações, mas também pela integração do mundo acadêmico com as sociedades médicas.

O CFM e as sociedades médicas

o CFM, órgão que tem histórico de luta em prol dos interesses da saúde e do bem-estar do povo brasileiro, sempre se voltou para a adoção de políticas de saúde dignas e competentes, que alcancem a sociedade indiscriminadamente. Adotando como referência permanente a defesa da Medicina, em especial a defesa da comunidade, o CFM tem como prerrogativa legal a ênfase na sua função reguladora e, desta forma, normatizador da Medicina em nosso país. É nesse contexto, portanto, que surge o CFM, órgão criado por lei específica na condição de autarquia, dotada de autonomia administrativa, financeira e patrimonial, cujos dirigentes com mandato de 5 anos, são médicos escolhidos por seus pares em todas as regiões do Brasil. Nessa esfera, o CFM foi idealizado para atuar em um ponto equidistante em relação aos interesses da classe médica, das sociedades médicas, das federações médicas e do próprio Poder Executivo, de forma a evitar eventuais pressões conjunturais, principalmente quando no estabelecimento de regras oficiais sobre determinado assunto na área da Medicina visando a proteção da população brasileira. Nesse sentido, por ser um órgão colegiado, em algum momento, o CFM pode não ir de encontro aos anseios e desejos das sociedades médicas ou mesmo da AMB. No entanto, é extremamente necessário e benéfico que as entidades que visam a boa prática da Medicina em todo o território nacional atuem de forma harmônica e sinérgica, segundo as prerrogativas legais e funcionais de cada uma.

Nesse seguimento, é importante ressaltar que, compondo as Comissões e Câmaras Técnicas do CFM, estão presentes representantes oficiais das sociedades médicas específicos de cada área de atuação; assim como, na composição do corpo de conselheiros do CFM, tem-se a presença de dois representantes indicados pela AMB.

Ressalte-se que cabem ao CFM a normatização e a fiscalização do exercício da Medicina, seguramente um exemplo de importantíssima interação entre o CFM e as sociedades médicas, veio por meio da Portaria da Comissão Mista de Especialidades (CME) n. 1/2016, homologada pela Resolução CFM n. 2.148/2016. Essa Portaria disciplina o funcionamento da CME, composta pelo CFM, pela AMB e pela Comissão Nacional de Residência Médica (CNRM), e foi esta última que normatizou o reconhecimento e o registro das especialidades médicas e respectivas áreas de atuação no âmbito dos Conselhos de Medicina. Assim, a CNRM somente autorizará programas de residência médica nas especialidades e áreas de atuação aprovadas pela CME. Da mesma forma, as especialidades médicas e as áreas de atuação aprovadas pela CME terão sua certificação sob responsabilidade da AMB e/ou da CNRM.[10,11]

Até a data de hoje, só pode se declarar especialista o médico que concluiu residência médica ou passou em prova de título de sociedade de especialidade. Entretanto, entre as resoluções do CFM, está a exigência do Registro de Qualificação de Especialista (RQE) junto ao número do CRM na divulgação de uma especialidade médica, seja por redes sociais, televisão, internet, em carimbos ou receituários. O RQE é o documento que atesta, junto ao CRM, a formação do médico em determinada especialidade médica. Ele é obrigatório para todos os médicos que têm certificado de conclusão de residência médica – devidamente registrado pela CNRM – e/ou título de especialista emitido e registrado pela (AMB).[12]

Isso se traduz em uma importantíssima proteção da sociedade no sentido de apresentar, ao cidadão brasileiro, apenas médicos certificados como especialistas aqueles que, além de médicos legalmente registrados no CRM/CFM, passaram pela avaliação de sua sociedade específica ou, mesmo, concluíram um programa de residência médica por meio de concurso público, tudo isso capitaneado pela CME.

A CME também aprovou a relação de especialidades e áreas de atuação médicas em nosso país. Atualmente, temos 55 especialidades e 59 áreas de atuação reconhecidas pela CME. Isso é também extremamente útil no sentido de as sociedades médicas representarem não só o anseio de determinada classe médica, mas também e principalmente de se manterem com rigor ético e sem a necessidade premente de preservar não apenas um ordenamento de condutas corporativas, voltado aos funcionários e diretores, mas também um Código de Condutas voltado aos seus membros, visando sempre o bem-estar do paciente e da comunidade. Desta forma, as sociedades médicas de especialidade devem contribuir no combate às práticas lesivas e abusivas no setor de Saúde, fomentando as boas práticas de condutas, orientando seus membros sobre o "agir corretamente", como método não só educativo, mas também preventivo.

Por fim, não poderia deixar de falar da importância da Bioética que norteia os princípios básicos essenciais da Medicina. Na década de 1970, Van Rensselaer Potter, pesquisador e professor norte-americano da área de Oncologia preocupado com os avanços da ciência, sugeriu uma "ponte" entre duas culturas, a científica e a humanística, guiado pela seguinte frase: "Nem tudo que é cientificamente possível é eticamente aceitável". Um dos conceitos que definem Bioética ("ética da vida") é que esta é a ciência "que tem como objetivo indicar os limites e as finalidades da intervenção do homem sobre a vida, identificar os valores de referência racionalmente proponíveis, denunciar os riscos das possíveis aplicações". Para a Bioética, é fundamental o respeito à vida humana. E é exatamente nesse respeito que o CFM e as sociedades médicas devem preservar, unidos e harmônicos, visando sempre o respeito à vida humana .

REFERÊNCIAS

1. Presidência da República. Lei n. 12.846, de 1o de agosto de 2013 [Internet]. Diario Oficial. 2013. Disponível em: http://www.planalto.gov.br/ccivil_03/_ato2011-2014/2013/lei/l12846.htm.

2. Presidente Getúlio Vargas. Decreto-lei n. 7.955, de 13 de setembro de 1945. [Internet]. Presidência da República. 1945. Disponível em: http://www.planalto.gov.br/ccivil_03/decreto-lei/1937-1946/del7955.htm

3. Presidente Juscelino Kubitschek. Lei n. 3.268, de 30 de setembro de 1957 [Internet]. Presidência da República. 1957. Disponível em: http://www.planalto.gov.br/ccivil_03/LEIS/L3268.htm#art36.

4. Rocha MIC. Estado e governo: diferença conceitual e implicações práticas na pós-modernidade. ver. Bras. Multidiscip [Internet]. 2008 Jan 10;11(2):140. Disponível em: http://revistarebram.com/index.php/revistauniara/article/view/183.

5. CONSELHO FEDERAL DE MEDICINA. Resolução CFM n. 1.998, de 10 de agosto de 2012 [Internet]. Diario Oficial. 1998. p. Seção 1. p. 230-232. Disponível em: http://www.cremesp.org.br/library/modulos/legislacao/integras_pdf/RES_CFM_1998_2012.pdf.

6. Luiz Inácio Lula da Silva. Lei n. 11.000, de 15 de dezembro de 2004 [Internet]. Presidência da República. 2004. Disponível em: http://www.planalto.gov.br/ccivil_03/_ato2004-2006/2004/lei/l11000.htm.

7. Dilma Rousseff. Lei n. 12.842, de 10 de julho de 2013 [Internet]. Presidência da República. 2013. Disponível em: http://www.planalto.gov.br/ccivil_03/_ato2011-2014/2013/lei/l12842.htm.

8. Assembleia Geral Extraordinária de Delegados da Associação Médica Brasileira. AMB. Estatuto Social AMB [Internet]. Associação Médica Brasileira. 2021. Disponível em: https://amb.org.br/wp-content/uploads/2021/09/DOC-ESTATUTO-SOCIAL.pdf.

9. Associação Médica Brasileira. AMB: entidade comemora 66 anos de história. [Internet]. portalfmb.org.br. 2018. Disponível em: https://portalfmb.org.br/2018/01/30/amb-entidade-comemora-66-anos-de-historia/

10. Presidência da República. Decreto n. 8.516, de 10 de setembro de 2015 [Internet]. Diário Oficial. 2015. Disponível em: http://www.planalto.gov.br/ccivil_03/_Ato2015-2018/2015/Decreto/D8516.htm.

11. CONSELHO FEDERAL DE MEDICINA. Resolução CFM n. 2.148/2016 [Internet]. CFM. 2016. Disponível em: https://sistemas.cfm.org.br/normas/arquivos/resolucoes/BR/2016/2148_2016.pdf.

12. CONSELHO FEDERAL DE MEDICINA. Resolução CFM n. 1974/11 [Internet]. Conselho Federal de Medicina. 2011. Disponível em: https://portal.cfm.org.br/publicidademedica/arquivos/cfm1974_11.pdf.

A ASSOCIAÇÃO MÉDICA BRASILEIRA E AS SOCIEDADES DE ESPECIALIDADES

11

FERNANDO SABIA TALLO

CÉSAR EDUARDO FERNANDES

JOSÉ EDUARDO LUTAIF DOLCI

JOSÉ LUÍS GOMES DO AMARAL

Com a presença da grande maioria das sociedades médicas estaduais, no dia 26 de janeiro de 1951, durante o III Congresso da Associação Paulista de Medicina (APM), foi criada a Associação Médica Brasileira (AMB) e o seu primeiro presidente eleito: Alípio Correa Neto. O Brasil tinha 18 faculdades de Medicina e 18 mil profissionais médicos e, no dia 31 do mesmo mês, tomava posse Getúlio Dornelles Vargas como presidente do País.

A AMB inicia sua vocação pela defesa da dignidade profissional do médico e pela preocupação com a qualidade da assistência à saúde da população aprovando o Código Brasileiro de Ética Médica, na IV Reunião do Conselho Deliberativo, realizada no Rio de Janeiro, a 30 de janeiro de 1953, em Rafael de União dos Palmares .

Em 1973, contando com aproximadamente 25 mil associados, conseguiu adquirir a atual sede, à Rua São Carlos do Pinhal, número 324, por 1 milhão de cruzeiros, valor obtido por empréstimo na Caixa Econômica Federal.

A parceria com as sociedades de especialidade tem um dos seus momentos mais importantes a partir de 1958 quando se iniciam as concessões do título de especialista da AMB. Desde 2000, a instituição investe na evolução do trabalho com as sociedades de especialidade por meio do Projeto Diretrizes.

Outro marco da colaboração das sociedades junto à AMB foi, em junho de 1962, a criação do seu Jornal (JAMB), com tiragem de 20 mil exemplares.

Em abril de 1967, a AMB lançou a primeira tabela de honorários. Formulada por médicos, continha 2.040 procedimentos. A partir dessa data, por intermédio da Comissão de Honorários Médicos, a Associação revisou periodicamente a tabela. Em 2003, foi publicada a primeira edição da Classificação Brasileira Hierarquizada de Procedimentos Médicos (CBHPM). Entre as inovações estão a forma de hierarquizar os procedimentos, tendo a consulta como base, e a divisão por regiões anatômicas. A CBHPM, atualmente, contém 4.878 procedimentos.

Após mais de 70 anos, A AMB segue na defesa da qualidade da saúde no Brasil e da dignidade dos profissionais da Medicina, contando com suas 54 sociedades de especialidades.

As sociedades de especialidades e a AMB

O passado

O reconhecimento e os esforços de valorização dos especialistas tiveram início com a fundação, em 1910, da Sociedade Brasileira de Pediatria, primeira associação de especialidade médica do País.

As primeiras associações de especialidades médicas do Brasil

- **1910:** Pediatria
- **1912:** Dermatologia
- **1929:** Cirurgia Geral
- **1935:** Ortopedia
- **1941:** Oftalmologia
- **1943:** Cardiologia
- **1944:** Patologia Clínica
- **1946:** Cancerologia
- **1946:** Alergia e Imunologia
- **1948:** Radiologia
- **1948:** Anestesia
- **1948:** Cirurgia Plástica
- **1950:** Hematologia e Hemoterapia

Desde sua fundação, a AMB demonstrou forte interesse na especialização de médicos. Assim, na década de 1960, ela inicia a certificação de especialistas, por meio de comissões específicas nomeadas pela diretoria, compostas por médicos com notório saber na área, que foram encarregadas de realizarem exames para qualificação de profissionais.

Até 1976, estas duas formas de certificação, da AMB e das associações de especialidade, coexistiram. Ao mesmo tempo, a existência de títulos diferentes e a diversidade na qualificação dificultavam a valorização destes profissionais e não lograram o envolvimento dos pacientes. Naquele ano, após importantes negociações desenvolvidas ao longo dos anos anteriores, foi criado o Conselho Científico da AMB, com a institucionalização dos Departamentos Científicos, integrados pelas respectivas associações, com reconhecimento técnico e científico. No mesmo ano, o Conselho Federal de Medicina (CFM) emite resolução normatizando o registro de qualificação como especialista.

Composição do Primeiro Conselho Científico da AMB

- Academia Brasileira de Neurologia
- Associação Brasileira de Psiquiatria
- Associação Nacional de Medicina do Trabalho
- Colégio Anatômico Brasileiro
- Colégio Brasileiro de Radiologia
- Conselho Brasileiro de Oftalmologia
- Federação Brasileira de Otorrinolaringologia

A ASSOCIAÇÃO MÉDICA BRASILEIRA E AS SOCIEDADES DE ESPECIALIDADES

- Federação Brasileira de Sociedades de Ginecologia e Obstetrícia
- Federação de Medicina Desportiva
- Sociedade Brasileira de Alergia e Imunologia
- Sociedade Brasileira de Anestesiologia
- Sociedade Brasileira de Angiologia
- Sociedade Brasileira de Cancerologia
- Sociedade Brasileira de Cardiologia
- Sociedade Brasileira de Cirurgia Pediátrica
- Sociedade Brasileira de Cirurgia Plástica
- Sociedade Brasileira de Citologia
- Sociedade Brasileira de Dermatologia
- Sociedade Brasileira de Eletroencefalografia e Neurofisiologia Clínica
- Sociedade Brasileira de Endoscopia Perioral
- Sociedade Brasileira de Endocrinologia e Metabologia
- Sociedade Brasileira de Geriatria e Gerontologia
- Sociedade Brasileira de Hematologia e Hemoterapia
- Sociedade Brasileira de Hepatologia
- Sociedade Brasileira de Leprologia
- Sociedade Brasileira de Medicina Física e Reabilitação
- Sociedade Brasileira de Medicina Legal
- Sociedade Brasileira de Nefrologia
- Sociedade Brasileira de Neurocirurgia
- Sociedade Brasileira de Ortopedia e Traumatologia
- Sociedade Brasileira de Patologia Clínica
- Sociedade Brasileira de Patologistas
- Sociedade Brasileira de Pediatria
- Sociedade Brasileira de Proctologia
- Sociedade Brasileira de Reumatologia

Com a criação do Conselho, tem início uma fase de regulamentação da certificação e de ajuste das normas e regras dos exames. Ao mesmo tempo, a AMB emite regras para qualificação dos serviços quanto à residência médica e aos estágios de especialização. A conjunção de todos esses fatos marcou o começo da evolução técnica e científica da Medicina brasileira.

Em 1977, é criada, por decreto-lei, a Comissão Nacional de Residência Médica (CNRM), cuja lei de regulamentação,

aprovada em 1981, determinou que os programas credencia-
dos confeririam título de especialista em favor dos médicos habi-
litados. Neste momento, o Brasil passou a contar com três formas
de titulação: AMB, CFM e CNRM. A diferença na denominação
e a autonomia de cada uma das entidades levaram, ao longo
do tempo, à criação de quase cem diferentes nomes de especialidades, em completo descompasso com o resto do mundo.

Em 1989, AMB e CFM assinam convênio pelo qual o Conselho passaria a registrar apenas os títulos de especialistas concedidos após exame por associação reconhecida por ambas as
entidades e componente do Conselho Científico da AMB.

Em 1995, AMB e CFM constituem comissão paritárias para
analisar suas especialidades e propor medidas para unificá-las
e estabelecer critérios de reconhecimento de especialidades.
Em 1996, a AMB promove um fórum nacional de especialidades
médicas, enquanto a CNRM realiza um seminário nacional sobre
residência e especialidades médicas. Nos dois eventos, foi real-
çada a necessidade de unificação de suas listas de especialidades e a do CFM.

No ano 2000, AMB, CFM e CNRM montam nova comissão
com a missão de analisar o sistema vigente de especialidades
médicas, estabelecer critérios de reconhecimento e unificar
nomes e programas de formação. Em 2002, como resultado de
trabalho da comissão, é assinado o convênio entre as três entidades e emitida resolução do CFM que cria a Comissão Mista de Especialidades (CME) AMB/CFM/CNRM, emite lista única
de especialidades e áreas de atuação, especifica os modos de
formação e registro de títulos e define os critérios de reconhecimento de novas áreas.

O presente

O atual Conselho Científico da AMB é composto pelos presidentes de 54 associações de especialidade, com convênio
firmado com a AMB e, conforme disposições estatutárias, tem
como principais funções:

a. Incrementar, regulamentar e coordenar as atividades
   do exercício das especialidades médicas em todo o território nacional;

b. Estudar e sugerir medidas visando o aperfeiçoamento
   da formação dos médicos;

c. Estudar e sugerir medidas destinadas à perfeita execução
   da atribuição do Título de Especialista e sua valorização;

d. Eleger entre seus membros os 14 representantes e respectivos suplentes junto ao Conselho Deliberativo da AMB.

A participação no Conselho Científico da AMB é restrita a
uma associação por especialidade, eleita pelo próprio conselho.

A possibilidade de entrada de uma nova entidade está restrita à aprovação de um novo departamento, fato este intimamente ligado à aprovação de uma nova especialidade pela CME ou como substituição a uma das atuais representantes.

As sociedades de especialidades, junto da atual diretoria da AMB, promoveram uma educação continuada inédita no Brasil, um programa denominado PROGEG (Programa de Educação para o Médico Generalista do Brasil), preocupada com a atuação de egressos que não frequentaram uma residência médica e estão exercendo a profissão, número cada vez maior nos últimos anos.

São especialidades médicas da AMB:

- **Acupuntura** | www.cmba.org.br
- **Alergia e Imunopatologia** | www.asbai.org.br
- **Anestesiologia** | www.sba.com.br
- **Angiologia** | www.sbacv.com.br
- **Cardiologia** | www.cardiol.br
- **Cirurgia Cardiovascular** | sbccv@sbccv.org.br
- **Cirurgia da Mão** | www.cirurgiadamao.org.br
- **Cirurgia de Cabeça e Pescoço** | www.sbccp.org.br
- **Cirurgia do Aparelho Digestivo** | www.cbcd.org.br
- **Cirurgia Geral** | www.cbc.org.br
- **Cirurgia Oncológica** | www.sbco.org.br
- **Cirurgia Pediátrica** | www.cipe.org.br
- **Cirurgia Plástica** | www.cirurgiaplastica.org.br
- **Cirurgia Torácica** | www.sbct.org.br
- **Cirurgia Vascular** | www.sbacv.com.br
- **Clínica Médica** | www.sbcm.org.br
- **Coloproctologia** | www.sbcp.org.br
- **Dermatologia** | www.sbd.org.br
- **Endocrinologia e Metabologia** | www.sbem.org.br
- **Endoscopia** | www.sobed.org.br
- **Gastroenterologia** | www.fbg.org.br
- **Genética Médica** | www.sbgm.org.br
- **Geriatria** | www.sbgg.org.br
- **Ginecologia e Obstetrícia** | www.febrasgo.org.br
- **Hematologia e Hemoterapia** | www.abhh.org.br
- **Homeopatia** | www.amhb.org.br
- **Infectologia** | www.infectologia.org.br

- **Mastologia** | www.sbmastologia.com.br
- **Medicina de Emergência** | www.abramede.com.br
- **Medicina de Família e Comunidade** | www.sbmfc.org.br
- **Medicina de Tráfego** | www.abramet.org.br
- **Medicina Esportiva** | www.medicinadoesporte.org.br
- **Medicina do Trabalho** | www.anamt.org.br
- **Medicina Física e Reabilitação** | www.abmfr.com.br
- **Medicina Intensiva** | www.amib.org.br
- **Medicina Legal e Perícia Médica** | www.abmlpm.org.br
- **Medicina Nuclear** | www.sbmn.org.br
- **Medicina Preventiva e Social** | cqh@apm.org.br
abrampas@apm.org.br
- **Nefrologia** | www.sbn.org.br
- **Neurocirurgia** | www.sbn.com.br
- **Neurologia** | www.abneuro.org
- **Nutrologia** | www.abran.org.br
- **Oftalmologia** | www.cbo.com.br
- **Oncologia Clínica** | www.sboc.org.br
- **Ortopedia e Traumatologia** | www.sbot.org.br
- **Otorrinolaringologia** | www.aborlccf.org.br
- **Patologia** | www.sbp.org.br
- **Patologia Clínica/Medicina Laboratorial** | www.sbpc.org.br
- **Pediatria** | www.sbp.com.br
- **Pneumologia** | www.sbpt.org.br
- **Psiquiatria** | www.abp.org.br
- **Radiologia e Diagnóstico por Imagem** | www.cbr.org.br
- **Radioterapia** | www.sbradioterapia.com.br
- **Reumatologia** | www.reumatologia.com.br
- **Urologia** | www.sbu.org.br

O futuro

são muitos os desafios que enfrentamos neste momento da história da Medicina brasileira. A desproporção entre o excessivo número de vagas em Medicina e a capacidade de oferta de postos de residência médica é um deles. Infelizmente, a falta de planejamento na abertura de escolas médicas e a falta de planejamento da real necessidade regional e de métodos eficazes de distribuição e fixação nos agravam os desequilíbrios

Uma bandeira da AMB e de suas sociedades de especialidade é a defesa da formação médica. Entendemos como essencial a avaliação do estudante de Medicina para garantirmos a segurança do atendimento à população. A expansão do quantitativo de médicos sem um planejamento estratégico e sem a devida regulação garantidora de cria a necessidade de avaliar, de forma independente e efetiva, escolas médicas e seus alunos.

Outra de nossas prioridades é a defesa da residência médica e do título de especialista. A Lei n. 6.932, de 7 de julho de 1981 (incluído na Lei n. 1.2871/2013), em seu art. 4º, dispõe: "As certificações de especialidades médicas concedidas pelos Programas de Residência Médica ou pelas associações médicas submetem-se às necessidades do Sistema Único de Saúde (SUS)". Portanto, como exposto, fica claro que a lei brasileira determina que a formação de especialistas no Brasil deve ser regida pelas necessidades do SUS.

A AMB e as sociedades de especialidade defendem a residência médica e valorizam o título de especialista que, obtido mediante rigorosa sabatina de avaliação, garante que o profissional que o obtém esteja preparado para exercer, em sua plenitude, a especialidade.

A exemplo do que se faz em outros países, também é necessária, no Brasil, a promoção da recertificação do título de especialista, garantindo à sociedade um médico atualizado quanto aos avanços da Medicina, zeloso pelo seu paciente e exercendo a especialidade na plenitude do seu potencial.

Todas essas necessidades serão enfrentadas por essa parceria que ajudou a construir e permanece construindo a história da Medicina brasileira: AMB e suas sociedades de especialidade.

12

O ENSINO E O
TRABALHO MÉDICO
NO BRASIL

MAYRA ISABEL CORREIA PINHEIRO

ALEX JONES FLORES CASSENOTE

Desde a abertura da primeira escola médica no Brasil, em 1808, notou-se crescente aumento do número de escolas e vagas de Medicina em instituições de ensino, com intensidades distintas de expansão, em diferentes momentos históricos.

Nos últimos 20 anos, houve intensificação deste processo, principalmente a partir de 2013, com a aprovação da Lei Mais Médicos (n. 12.871) que, além de instituir o Programa Mais Médicos (PMM), destinado ao provimento de profissionais em localidades desassistidas, mudou os critérios de autorização para o funcionamento de cursos de Medicina, induzindo a abertura de novas escolas e a ampliação de vagas nas que já existiam (Brasil, 2013).

Em 2010, o País registrava 364.757 médicos, com uma razão de 1,9 médicos para cada mil habitantes (Scheffer, 2011). Apenas dez anos depois, o Brasil registrou a marca inédita de meio milhão de médicos em atividade, uma densidade de 2,4 médicos por mil habitantes. Neste mesmo ano de 2020, havia 357 escolas médicas em atividade que, juntas, ofereciam 37.823 vagas anuais de graduação em Medicina (Scheffer, 2020).

Apesar do aumento expressivo de vagas e de cursos e dos notáveis avanços na descentralização em direção ao interior dos estados, a distribuição da oferta de graduação em Medicina ainda se mostrava, em 2021, desigual pelo território nacional. A região Sudeste apresentava o maior número de escolas e vagas, concentrando 148 cursos e 17.683 vagas, o que corresponde a 45% das 39.331 vagas ofertadas no país. A região Nordeste concentrava o segundo maior número de vagas (9.541 ou 24,3% do total), seguida pelas regiões Sul (5.584; 14,2%), Centro-Oeste (3.251; 8,3%), e Norte (com 3.272 vagas, ou 8,3%) (Scheffer, 2021).

Entre os fenômenos ocorridos nos últimos anos no processo de formação de médicos, a privatização do ensino destacou-se com relevância. Em 2021, o número de vagas em instituições públicas representava somente um terço do total de vagas disponíveis no país (Scheffer, 2021). O número de estudantes ingressantes nas escolas medicas mais do que dobrou no período entre 2013 e 2019, variando de 20.833 ingressantes em 2013, para 30.189, em 2016, e 46.231, em 2019 (Scheffer, 2021).

Segundo o modelo de oferta ProvMed, em 2030 a feminização da profissão estará consolidada, fenômeno que vem se delineando no Brasil desde o ano de 2010, quando as mulheres já representavam mais da metade dos médicos recém-formados, uma proporção que se estenderá, em futuro breve, a toda a população de médicos. O fenômeno deve ser acompanhado também na perspectiva de superação da desigualdade de gênero, pois há evidências de que as mulheres médicas recebem remuneração inferior à dos médicos e estão menos presentes na maior parte das especialidades médicas (Mainard et al., 2019).

Outro dado trazido pelo estudo ProvMed é que até 2030 a média de idade do médico brasileiro será inferior à atual, o que revelará uma profissão mais jovem e colocará o Brasil em posição oposta à de alguns países onde ocorre o "envelhecimento" da profissão, com número maior de saídas (por aposentadoria e óbito) do que de entradas de recém-formados, com consequente diminuição da força de trabalho médico disponível (Scheffer, 2021).

Aproveitar o potencial de uma força de trabalho jovem a favor do sistema de saúde requererá também compreender mudanças nas gerações, com possíveis novas aspirações, escolhas e motivações relacionadas a vínculos, jornadas, especialidades, remuneração, uso de tecnologias e conciliação mais equilibrada entre vida pessoal e profissional.

O ProvMed também revelou a expectativa de que a densidade médica no Brasil salte para 3,65 em 2030 (Scheffer, 2021). O aumento de densidade por si só, contudo, não garante distribuição adequada da força do trabalho médica pelo território brasileiro. Tampouco assegura uma distribuição mais equânime do acesso à atenção em saúde e assistência médica entre usuários do Sistema Único de Saúde (SUS) e dos planos e seguros de saúde privados.

Assim, o estabelecimento de políticas para ampliar a oferta de médicos a partir da abertura de novos cursos e vagas nas escolas de Medicina deve ser acompanhado por iniciativas de atração e fixação de médicos em territórios mal assistidos, adequando a oferta às necessidades de saúde da população e, especificamente, às necessidades do SUS, responsável pelo acesso de aproximadamente 75% dos brasileiros.

Políticas de ampliação da oferta de médicos devem funcionar sem prejuízo da qualidade da formação médica. A autorização para a abertura de novos cursos ou vagas em cursos de Medicina precisa considerar parâmetros criteriosos de avaliação do curso e da formação oferecida ao futuro profissional, além de oferta de vagas em programas de residência médica compatível com um índice de especialização pretendida para atender as demandas do SUS e do serviço suplementar.

O aumento da força de trabalho médica traz vantagens potenciais e riscos eventuais para o sistema de saúde. Um ponto positivo é que haverá, nas próximas décadas, maior provimento de profissionais; contudo, sem solucionar os atuais problemas de qualidade na formação médica, que vão desde de ausência de uma formação docente que atenda a atual demanda, até a disponibilidade de campos práticos com preceptorado qualificado, a efetividade da força de trabalho médico futura pode estar, em parte, comprometida.

Por fim, se mantida a atual configuração do sistema de saúde brasileiro, com aumento da participação do subsetor privado em detrimento do sistema público e com concentração de médicos nas mesmas regiões e localidades, a perspectiva de aumento do número de profissionais não necessariamente beneficiará o SUS e a maioria da população.

BIBLIOGRAFIA

Brasil, Presidência da República. Lei n. 12.871, de 22 de outubro de 2013. Disponível em: http://www.planalto.gov.br/ccivil_03/_ato2011-2014/2013/lei/l12871.htm.

Sheffer MC, coordenador. Demografia Médica no Brasil: dados gerais e descrições de desigualdades. São Paulo: Conselho Regional de Medicina do Estado de São Paulo e Conselho Federal de Medicina; 2011.

Scheffer MC (Coord.). Demografia Médica no Brasil 2020. São Paulo: Departamento de Medicina Preventiva, Faculdade de Medicina da USP, Conselho Federal de Medicina; 2020.

Scheffer MC. Oferta de cursos e vagas de graduação em Medicina no Brasil. Evolução, cenários e perspectivas ProvMed 2030 – Produto n. 2 – Setembro/2021. https://sites.usp.br/gedm/sobre-provmed/

Mainardi GM, Cassenote AJF, Guilloux AGA, Miotto BA, Scheffer MC. What explains wage differences between male and female Brazilian physicians? A cross-sectional nationwide study. BMJ Open 2019; 9(4):e023811.

O IMPACTO DA LEI GERAL DE PROTEÇÃO DE DADOS PESSOAIS (LGPD) E DO *COMPLIANCE* EMPRESARIAL NA ATIVIDADE MÉDICA

MARIA TERESA DINIZ VELLOSO LODI

13

té há pouco tempo, o médico tinha de se preocupar em estudar, fazer congressos para se atualizar, atender o paciente, imbuído sempre do propósito de exercer a melhor Medicina. Porém, do consultório básico, recepção, secretária, telefone e sala de consulta, tivemos de nos transformar em microempresas, com registro no Cadastro Nacional de Pessoa Jurídica (CNPJ) e com toda a responsabilidade legal de empresa. Para exercermos nossas atividades, temos, além de secretária e contador para administrar os impostos; precisamos seguir as legislações federal, estadual e municipal, leis trabalhistas e de vigilância sanitária e mesmo toda a parte regulatória da Agência Nacional de Saúde (ANS); atender os planos de saúde, bem como as regras institucionais dos hospitais em que realizamos procedimentos cirúrgicos e atendimento ambulatorial e as regras específicas para atuarmos no próprio consultório.

Portanto, não basta o vasto conhecimento nas ciências médicas, mas são necessários também o conhecimento e o entendimento em Governança Institucional, em que a atenção às regras de *compliance* e à Lei Geral de Proteção de Dados (LGPD) passou a fazer parte de nossas atividades diárias.

Compliance na saúde

Compliance tem origem no verbo em inglês *to comply*, que significa agir de acordo com uma regra, uma instrução interna, um comando ou um pedido, ou seja, estar em *compliance* é **estar em conformidade com leis e regulamentos externos e internos**. E o que é fazer corretamente? Será que agir corretamente nas empresas e mesmo na vida pessoal, principalmente na área de Saúde, é um dever ou uma obrigação?

Os códigos de ética dos médicos não são suficientes para nortear o ato médico, principalmente dentro das instituições de Saúde?

A resposta é "não"! Afinal, cada instituição de Saúde tem suas características, mas os pilares do *compliance* serão sempre os mesmos independentemente da área de atuação. Ele foi impulsionado com a Lei n. 12. 846/13, vigente desde 2014, que trouxe grandes mudanças à cultura de empresas e dos profissionais. Principalmente porque o *compliance* mitiga riscos de fraudes e corrupção, além do que um bom programa de *compliance* é uma certidão de integridade e transparência de empresas.

Porém, o programa de *compliance* de uma instituição só tem chance de dar certo se contar com o comprometimento da alta direção da empresa. Usamos a expressão *tone from the top*, que significa "de cima para baixo". Caso não haja o envolvimento da diretoria clínica e médica, do diretor executivo (CEO, do inglês *chief executive officer*) da instituição, e dos conselheiros, nenhum programa de integridade terá chance de dar certo.

Qualquer empresa, seja da área de Saúde, seja de outra área, deve seguir e criar seu programa de integridade, não somente para reduzir riscos e, consequentemente, multas, processos por fraudes e corrupção, como também para agregar valor à instituição. Uma empresa ou instituição que tenha o selo de integridade terá muitas oportunidades comerciais e agregará valor às negociações.

Portanto, compliance pode ser definido como um guia para se fazer cumprir as leis, normas e diretrizes internas das instituições, agindo com transparência, correção e ética, bem como para prevenir desvios e irregularidades que possam prejudicar a imagem e a credibilidade dessas entidades, sem contar perdas financeiras por ações jurídicas.

Para tanto, estruturamos os **nove pilares do *compliance***:

1. Suporte da alta direção
2. Avaliação e mapeamento de riscos
3. Código de conduta e políticas de *compliance*
4. Controles internos
5. Treinamento e comunicação
6. Canais de denúncia
7. Investigação interna
8. *Due dilligence*
9. Monitoramento e auditoria

Suporte da alta direção

Para se iniciar um processo de implantação de *compliance* dentro de uma estrutura de Saúde, há a necessidade do envolvimento da respectiva alta direção. Não há *compliance* sem que a diretoria, o CEO ou os conselheiros entendam a necessidade de o acompanharem e de estarem envolvidos com os problemas e suas soluções. O *compliance officer*, pessoa responsável pelo acompanhamento de todas as áreas envolvidas no *compliance*, se reporta à alta direção e acompanha, com os gestores, as áreas de rIsco.

Avaliação e mapeamento de riscos

O segundo pilar do *compliance* requer que se construa um verdadeiro mapa de riscos de cada setor da instituição e avalie-se o que é necessário, em cada departamento de maneira independente, para se mitigarem riscos. Para isso, utilizam-se algumas metodologias como os 5W2H, entre outras, a fim de identificar, em cada área, riscos de segurança, fraudes, desperdícios. Inclusive, é possível classificar cada setor com "bandeiras de atenção", desde áreas de alto risco (*red flags*) até de risco moderado ou de risco mínimo. Por exemplo, o setor de compras geralmente pertence à área crítica e necessita de monitorização contínua. No setor hospitalar, a preocupação com órteses, próteses e material especial (OPME), com seus fornecedores e suas responsabilidades e com a origem do material pode envolver não só a instituição como também o profissional médico diante de alguma fraude ou de material sem comprovação de sua origem.

A metodologia 5W2H define os 5 W (*Who, When, Where, What, Why*), isto é, quem é o responsável pela ação e pelo prazo, onde será feita a ação, o porquê e o que será feito. Os 2 H se referem ao como (*How*) e ao quanto (*How Much*). Com isso, consegue se mapear cada área da instituição, definindo setores, responsáveis, prazos, logísticas e motivações.

Código de conduta e políticas de *compliance*

Toda pessoa ou empresa deve estar alinhada com a **política de conduta da empresa** contratante ou principal e, para isso, todos seus colaboradores, inclusive terceiros, devem ter conhecimento dessas políticas, desde a contratação até a prestação de serviços. Não se justifica dizer que "não sabia" quando há alguma denúncia, pois todos devem conhecer as regras institucionais. Por isso, o código ou manual de conduta deve ser claro, acessível e disponibilizado na contratação, e com revisões periódicas para acesso mesmo pela internet, para que todos os colaboradores nos mais variados níveis de atuação na empresa tenham acesso a ele.

Controles internos

Correspondem aos planos organizacionais e ao conjunto coordenado de métodos e medidas adotados por determinada empresa para salvaguardar seu patrimônio, conferir exatidão e fidedignidade aos dados contábeis, promover a eficiência operacional e encorajar a obediência às diretrizes traçadas pela Direção da Empresa. É a auditoria interna e os controles fiscais que seguem as normas e regulações públicas e institucionais. Por exemplo, a importância de ter medicamentos com registro da Agência Nacional de Vigilância Sanitária (Anvisa), bem como notas fiscais de compras, impostos pagos corretamente conforme a legislação e toda a adequação legal para o funcionamento da instituição. A finalidade dos controles internos é fazer a prevenção efetiva de casos de fraude e a ineficiência de processos organizacionais, sempre visando a proteção dos ativos destas.

Treinamento e comunicação

Para que o *compliance* tenha efetivamente suas bases internalizadas, é necessário o compartilhamento contínuo para todos os colaboradores por meio de treinamentos. Não se pode esquecer que pessoas são admitidas e demitidas em um natural rodízio de pessoal e, portanto, as informações e treinamentos devem atingir todos os colaboradores em todos os departamentos.

A área de comunicação deve ser ativa e criativa para difundir as boas práticas de maneira contínua. Os treinamentos podem ser presenciais ou pela *web*, porém obrigatórios e periódicos.

Canal de denúncia

Os "canais de denúncia" fornecem aos funcionários e parceiros comerciais opção de alertar a empresa para potenciais violações ao código de conduta, a outras políticas ou mesmo a respeito de condutas inadequadas de funcionários ou terceiros que agem em nome da empresa. Devem ser sempre de forma confidencial e anônima, dentro dos termos da lei local, sendo esta ferramenta a principal fonte de identificação de fraudes. Os canais de denúncia podem ser próprios ou terceirizados e, a partir de relatórios de denúncias, iniciam as investigações para constatação ou não das ilicitudes. Nos perfis de denúncia, cabem os casos de fraude, de corrupção bem e de assédio moral ou sexual. O canal de denúncia pode ser por um telefone 0800 ou mesmo por uma caixa de "sugestões" em lugares estratégicos, sendo sempre anônimo e sigiloso.

Investigação interna

A partir de uma denúncia, iniciam-se as investigações internas. Estas devem se sempre sigilosas e com rigoroso critério técnico. Se possível, com pessoas experientes e com experiência no tipo específico de entrevista aos envolvidos ou suspeitos, sem julgamento prévio, mas com seriedade e respeito. Mas também é necessária a análise de processos, não só de pessoas, pois, muitas vezes, assim se conseguem também provas documentais. O ideal é este processo ser feita por empresa terceirizada, sem envolvimento com pessoas, cargos e RH.

Due dilligence

É a avaliação previa à contratação de fornecedores e de prestadores de serviços, em que se analisa a estrutura societária e financeira de um parceiro comercial, bem como é feito o levantamento histórico de práticas comerciais antióticas ou de outra situação qualquer que exponha a empresa a um risco de negócio inaceitável ou a riscos legais. Ter contratos definidos com todos os parceiros comerciais e saber quem são é de suma importância, pois denúncias criminais, trabalhistas ou de qualquer outra ordem podem respingar na reputação ou, mesmo, dependendo do caso, ter algum impacto financeiro. Uma análise rigorosa de futuras parcerias comerciais pode evitar grandes complicações que, por sua vez, podem ser um impeditivo para novos negócios e licitações públicas.

Monitoramento e auditoria

Para que os princípios do *compliance* funcionem, é necessário que toda essa estrutura seja monitorada e auditada continuamente, mitigando riscos e evitando complicações futuras. E a auditoria deve ser presente e contínua para preservar seus processos e análises de integridade da empresa.

Para se ter ideia do quanto o *compliance* está presente nos órgãos públicos e privados, a Resolução Normativa (RN) n. 443, da Agência Nacional de Saúde (ANS), é exemplo da exigência como está sendo cobrada, das instituições de saúde, como as operadoras de saúde suplementar, a implantação desses pilares.

Em um cenário nacional, as instituições estão cada vez mais atentas à integridade e ao *compliance* das instituições, inclusive com leis que cobram mudanças nas instituições de saúde.

A RN n. 443 define as boas práticas de *compliance* nas operadoras de saúde:

1. Adoção de práticas mínimas de governança com ênfase em controles internos e gestão de riscos, para fim de solvência de operadoras de planos de saúde.
2. Artigo 2º
    I. Governança: envolve os relacionamentos entre seus proprietários, administradores, órgãos de fiscalização e demais partes interessadas
    II. Controles internos conjunto de medidas internas com o propósito de salvaguardar as atividades das operadoras, assegurando o cumprimento de seus objetivos e obrigações.
    III. Gestão de riscos: processo de identificação, análise, avaliação, priorização, tratamento e monitoramento de riscos que possam afetar positivamente ou negativamente os objetivos dos processos de trabalho e/ou projetos de uma operadora dos níveis estratégicos, tático e operacional
    VII. Operadora de pequeno porte :número inferior a 20.000 vidas apurados na data de 31 de dezembro do exercício imediatamente anterior.
   Parágrafo único: são responsabilidades dos administradores das operadoras de planos de saúde a implantação, implementação e avaliação periódica de práticas de governança, gestão de riscos e controle internos que trata a presente RN, independente da unidade de negócios, grupos, comissões, comitês internos e externos formados ou contratados para auxiliar em tais ações.
    - 1. transparência
    - 2. equidade
    - 3. prestação de contas
    - 4. responsabilidade corporativa
    - Artigo 7ª - as descrições dos controles internos devem ser acessíveis a todos os funcionários das operadoras e compreender ações contínuas relativas a suas atividades, operações e níveis hierárquicos.
        I. conflito de interesses
        II. meios de identificação
        III. canais de comunicação
        IV. existência de testes de segurança
        V. ações ou planos de contingência

Lei geral de proteção de dados (LGPD)

Em um mundo globalizado, onde os dados "migram" por todos os continentes rapidamente, além do *compliance* nas instituições de saúde, desde hospitais, clínicas, operadoras de saúde, laboratórios, indústria farmacêutica a empresas de devices (materiais especiais e insumos), o médico tem de se preocupar com a segurança de dados. Antes, havia o sigilo médico como regra primordial da prática médica, porém, hoje, temos de nos preocupar também com os dados sensíveis dos pacientes.

A necessidade de um programa de *compliance* para proteção de dados pessoais é uma realidade que se impõe a um número cada vez maior de empresas de diferentes segmentos da economia independemente do porte e da área de atuação destas. A preocupação da coleta de dados é a mesma tanto em relação a um consultório como a um grande hospital.

Desde o início da pandemia da covid-19, nos primeiros meses de 2020, a saúde entrou no epicentro das discussões, mais ainda em razão do acesso à **Telemedicina** na rotina de cidadãos e profissionais de saúde. A Telemedicina passou a ser utilizada de maneira intensa por médicos, prestadores de serviço, operadoras de saúde e todos os envolvidos no setor de Saúde.

Mas apesar da de a Telemedicina parecer uma novidade, o Brasil é signatário da Declaração de Tel Aviv desde 1999, adotada pela 51ª Assembleia Geral da Associação Médica naquela cidade, que trata das responsabilidades e normas éticas na utilização da telemedicina.

E qual a definição de **Telemedicina**? É o exercício da Medicina à distância, que visa intervir, diagnosticar, decidir tratamentos, sempre com base na transferência de dados, coletados de documentos ou imagens transmitidos pela *web*.

A utilização da Telemedicina tem inúmeras vantagens, pois a sua demanda é exponencial. Muitos pacientes que não teriam acesso a atendimento ou, mesmo, a tratamento, hoje, tem condições de acesso às mais diversas regiões brasileiras, muitas vezes sem possibilidade de consulta em inúmeras especialidades médicas. A possibilidade de esses pacientes serem atendidos por especialidades como Oftalmologia, Reumatologia, Ortopedista, Neurologia, Dermatologia, por exemplo, agiliza processos e facilita o tratamento com a brevidade de inúmeros casos. A Telemedicina também favorece a realização de exames de imagens, como ressonância e tomografia, realizados em um local e laudados à distância por meio do compartilhamento de imagens, com regras bem definidas pelas sociedades de especialidades.

Além disso, a possibilidade de discussão do caso entre médicos ou juntas médicas e a possibilidade de tomada de decisões de condutas por intermédio da **teleconferência** e do **telediagnóstico** facilitam esses processos com benefício para o paciente.

A **telecirurgia**, além de excelente ferramenta de aprendizado, pela qual jovens médicos têm a oportunidade de visualizar procedimentos cirúrgicos, muitas vezes realizados em outros países por mestres em técnicas cirúrgicas, pode ser uma opção de cirurgia à distância, por intermédio da qual um experiente cirurgião pode realizar procedimento à distância. Não só a **telecirurgia**, como também as **teleconferências** são fontes de aprendizado excepcionais na educação médica.

Com base na Declaração de Tel Aviv, o Conselho Federal de Medicina (CFM), em 2002, publica a Resolução nº 1.643, de 7 de agosto de 2002, em que define e disciplina a Telemedicina como forma de prestação de serviços médicos mediados por tecnologias. Porém, nessa resolução não se previam a teleconsulta, o telediagnóstico, a telecirurgia, a teleconferência durante ato cirúrgico, a teletriagem, o telemonitoramento, a teleconsultoria e nem o consentimento de compartilhamento de dados pelo paciente.

A Resolução n. 2.227/18, do CFM - 2018, define a Telemedicina como o exercício da Medicina mediado por tecnologias para fins de assistência, educação, pesquisa, prevenção de doenças e lesões e para a promoção da saúde.

A mesma Resolução reafirma que os serviços de Telemedicina devem obedecer às normas do CFM pertinentes à guarda, ao manuseio, à confidencialidade, à privacidade e à garantia do sigilo profissional e acrescenta a necessidade de que se garantam a integridade e a veracidade das informações. Acrescenta, ainda, que os dados e as imagens devem trafegar na internet com infraestrutura, gerenciamento de riscos e requisitos obrigatórios para assegurar o registro digital apropriado e seguro.

Nesta Resolução, o CFM define a teleconsulta como consulta médica remota, mediada por tecnologias, com médico e paciente localizados em diferentes espaços geográficos. Subentende, como premissa obrigatória, o prévio estabelecimento de uma relação presencial entre médico e paciente.

O estabelecimento da relação médico-paciente apenas de modo virtual é permitido para cobertura assistencial em áreas geograficamente remotas, desde que existam condições físicas e técnicas recomendadas e profissionais de saúde.

Devem ser garantidas as condições de segurança dos registros médicos, devendo ser encaminhada ao paciente cópia do relatório pertinente, assinado pelo médico responsável pelo teleatendimento, com garantia de autoria digital. Se da Teleconsulta decorrer a prescrição médica, esta deverá conter, obrigatoriamente, identificação do médico (incluindo nome, registro no Conselho Regional de Medicina (CRM) e endereço), identificação do paciente, registro de data e hora e assinatura digital do médico.

A Resolução n. 2227/18 define ainda os seguintes tópicos:

- **Telediagnóstico:** definido como transmissão de gráficos, imagens e dados para emissão de laudo ou parecer por médico com Registro de Especialista (RQE) na área relacionada ao procedimento .

- **Telecirurgia:** definida como a realização de procedimento cirúrgico remoto, mediado por tecnologias interativas seguras, com médico executor e equipamento robótico em espaços físicos distintos, de realização em locais com infraestrutura adequada e que, além do cirurgião remoto, conta com um cirurgião local que deve acompanhar o procedimento para realizar, se necessário, a manipulação instrumental.

- **Videotransmissão síncrona:** estabelece que a **teleconferência** de ato cirúrgico pode ser feita para fins de ensino ou treinamento, desde que o grupo de recepção de imagens, dados e áudios seja composto por médicos.

- **Teletriagem médica:** ato realizado à distância por um médico para avaliação dos sintomas e posterior direcionamento do paciente ao tipo adequado de assistência.

- **Telemonitoramento:** ato realizado sob orientação e supervisão médica para monitoramento à distância de parâmetros de saúde ou doença, por meio de aquisição direta de imagens, sinais e dados de equipamentos ou dispositivos agregados ou implantáveis no paciente.

- **Teleconsultoria:** ato de consultoria medicada por tecnologias entre médicos e gestores, profissionais e trabalhadores da área da saúde, com a finalidade de esclarecer dúvidas sobre procedimento, ações de saúde e questões relativas ao processo de trabalho.

- **Consentimento informado:** estabelece que o paciente ou seu representante legal deverá autorizar a transmissão das suas imagens e dados por meio de consentimento informado, livre e esclarecido, por escrito e assinado, ou de gravação da leitura do texto.

O médico que utiliza a Telemedicina é responsável pela qualidade da atenção que recebe o paciente e não deve optar pela consulta de telemedicina, a menos que considere que é a melhor opção disponível. Para essa decisão, o médico deve levar em conta a qualidade, o acesso e o custo, além da responsabilidade pelo **sigilo médico** e pela **coleta de dados sensíveis**. Devem-se utilizar controles de qualidade e de procedimentos de avaliação para vigiar a precisão e a qualidade de informação coletada e transmitida. Para tanto, a Telemedicina deve contar com protocolo estabelecido, como o **Consentimento Informado**, a rigidez no tratamento e no armazenamento de dados e assumir a responsabilidade por esse processo conforme a LGPD.

O consentimento e confidencialidade do paciente

As regras correntes do consentimento e de confidencialidade do paciente também se aplicam às situações da Telemedicina. A informação sobre o paciente só pode ser transmitida ao médico ou a outro profissional de saúde se permitido pelo paciente por meio de seu consentimento esclarecido. A informação transmitida deve ser pertinente ao problema em questão. Em virtude dos riscos de filtração de informações inerentes a certos tipos de comunicação eletrônica, o médico tem a obrigação de assegurar que sejam aplicadas todas as normas de medidas de segurança estabelecidas para proteger a confidencialidade do paciente.

Lei 13.989/2020 – Governo Federal e Ministério da Saúde

No início de 2020, com a pandemia de covid-19, o Governo Federal, por intermédio da Lei n. 13.989, de 15 de abril de 2020, dispôs sobre o uso da Telemedicina durante a crise causada pelo coronavírus (SARS-CoV-2). Segundo o texto, a prática definida como "o exercício da Medicina mediado por tecnologias para fins de assistência, pesquisa, prevenção de doenças e lesões e promoção de saúde" fica liberada no país temporariamente, apenas durante a pandemia.

Lei 13.709/2018 – Lei Geral de Proteção de Dados

A LGPD, Lei n. 13.709, sancionada em 14 de agosto de 2018, representa um marco regulatório sobre o tratamento de dados pessoais. Tem como base a Lei Geral de Proteção de Dados da Comunidade Europeia (GDPR) e um dos seus pilares é a proteção de dados, envolvendo conceitos que remetem a atividades relacionadas à segurança da informação, à governança de dados e à gestão de riscos. A regulação sobre o tratamento de dados pessoais por pessoas físicas e jurídicas, a fiscalização e a aplicação de penalidades da LGPD estão a cargo da Autoridade Nacional de Proteção de Dados Pessoais (ANPD), órgão da administração pública federal, vinculado à Presidência da República, com autonomia técnica e decisória garantida pela lei e tendo sua natureza, finalidade e competências definidas pelo Decreto n. 10.474, de 26 de agosto de 2020.

A ANPD tem a competência de zelar pela proteção dos dados pessoais com o objetivo de proteger os direitos fundamentais de liberdade e de privacidade e o livre desenvolvimento da personalidade da pessoa natural, conforme disposto na LGPD. A ANPD contará com o Conselho Nacional de Proteção de Dados Pessoais e da Privacidade, sendo o respectivo colegiado composto por 23 titulares, não remunerados, com mandato de 2 anos, de diferentes setores: seis do Poder Executivo federal; um do Senado Federal; um da Câmara dos Deputados; um do Conselho Nacional de Justiça; um do Conselho Nacional do Ministério Público; um do Comitê Gestor da Internet no Brasil; quatro da sociedade civil com atuação comprovada em proteção de dados pessoais; quatro de instituição científica, tecnológica e de inovação; e quatro de entidades do setor empresarial ligado à área de tratamento de dados pessoais.

Fundamentos da proteção de dados

As bases da LGPD estão constituídas nos seguintes itens:

1. O respeito à privacidade, ao assegurar os direitos fundamentais de inviolabilidade da intimidade, da honra, da imagem e da vida privada;

2. A autodeterminação informativa, ao expressar o direito do cidadão ao controle e, assim, à proteção de seus dados pessoais e íntimos;

3. A liberdade de expressão, de informação, de comunicação e de opinião, que é um direito previsto na Constituição brasileira;

4. O desenvolvimento econômico e tecnológico e a inovação, a partir da criação de um cenário de segurança jurídica em todo o país;

5. A livre iniciativa, a livre concorrência e a defesa do consumidor, por meio de regras claras e válidas para todo o setor privado; e

6. Os direitos humanos, o livre desenvolvimento da personalidade, a dignidade e o exercício da cidadania pelas pessoas.

Para melhor entendimento da LGPD, temos de definir conceitos básicos, como a **segurança de informação.** Esta pode ser definida como o conjunto de ações que visam a preservação da confidencialidade, integridade e disponibilidade da informação, que impactam em todo o ambiente institucional das empresas, visando prevenir, detectar e combater as ameaças digitais.

O gerenciamento dos riscos com a finalidade de mitigar possíveis riscos de vazamentos de informações ou ataques de *hackers*, prática comum em nossos dias, consiste em identificar, quantificar e gerenciar riscos relacionados à segurança de informações dentro da organização; e como nos pilares do compliance, prevê treinamentos periódicos e boas práticas de governança, além de auxiliar na melhoria organizacional e oferecer a credibilidade e a segurança de parcerias comerciais.

Conceitos fundamentais da LGPD

Para entender a LGPD, são importantes os seguintes conceitos:

1. **Dado pessoal:** qualquer informação que se refira a uma pessoa física identificada ou identificável; por exemplo,

nome, endereço, registro no Cadastro de Pessoa Física (CPF), e-mail, telefone etc.

2. **Dado pessoal sensível:** dado pessoal que versa sobre origem racial ou étnica, convicção religiosa, opinião política, filiação a sindicato ou organização de caráter religioso, filosófico ou político, dado referente à saúde ou à vida sexual, dado genético ou biométrico quando vinculado a uma pessoa física;

3. **Dados pessoais de acesso público:** devem ser tratados considerando-se a finalidade, a boa-fé e o interesse público que justificaram a sua disponibilização. A LGPD define, por exemplo, que uma organização pode, sem precisar pedir novo consentimento, tratar dados tornados anterior e manifestamente públicos pelo titular. Porém, se uma organização quiser compartilhar esses dados com outras, ela deverá obter outro consentimento para esse fim – resguardadas as hipóteses de dispensa previstas na Lei. A LGPD também se relaciona com a Lei de Acesso à Informação (LAI) e com princípios constitucionais, como o de que "todos têm direito a receber dos órgãos públicos informações de seu interesse particular, ou de interesse coletivo ou geral, ressalvadas aquelas cujo sigilo seja imprescindível à segurança da sociedade e do Estado".

4. **Dados anonimizados:** originariamente relativos a uma pessoa, mas que passaram por etapas que garantiram sua desvinculação dessa pessoa. Se um dado for anonimizado, a LGPD não se aplicará a ele. Vale frisar que um dado só é considerado efetivamente anonimizado se **não** permitir que, via meios técnicos e outros, se reconstrua o caminho para "descobrir" quem era a pessoa titular do dado – se, de alguma forma, a identificação ocorrer, o dado não é, de fato, anonimizado, e sim apenas um dado pseudonimizado e estará, então, sujeito à LGPD.

5. **Dados pseudonimizados:** também passaram por etapas de tratamento na qual se permitiu trocar o conjunto de dados originais (p. ex., o e-mail do titular dos dados ou o próprio nome) por um pseudônimo. Ou seja, neste caso, é possível identificar quem era a pessoa titular do dado, sujeitando-se à LGPD.

6. **Tratamento:** qualquer operação ou conjunto de operações efetuadas sobre dados ou sobre conjuntos de dados por meios automatizados ou não automatizados, como a coleta, o registro, a organização, a estruturação, o armazenamento, a conservação, a adaptação ou alteração, a recuperação, a consulta, a utilização, a avaliação, a classificação, a divulgação por transmissão, difusão ou qualquer outra forma de disponibilização, a comparação ou interconexão, a limitação, a eliminação ou a destruição.

7. **Controlador:** parte que determina as finalidades e os meios de tratamento de dados, sendo a empresa ou pessoa física responsável pela respectiva coleta.

8. **Operador:** parte que trata dados de acordo com as instruções do controlador, podendo ser terceiro ou da própria empresa.

9. **Encarregado pelo tratamento (DPO):** pessoa indicada por cada um dos controladores para atuar como canal de comunicação entre o controlador, os titulares dos dados e a ANPD.

10. **Titular dos dados pessoais/usuário:** pessoa física a quem os dados pessoais se referem, quando ela interage com o prestador de serviços em situações em que forneça seus dados pessoais.

11. **Tratamento:** qualquer operação realizada com dados pessoais, como as que se referem com coleta, produção, recepção, classificação, utilização, acesso, reprodução, transmissão, distribuição, processamento, arquivamento, armazenamento, eliminação, avaliação ou controle da informação, modificação, comunicação, transferência, difusão ou extração.

12. **Legislação aplicável:** toda legislação pertinente à privacidade e à proteção de dados pessoais, especialmente a LGPD.

13. **Ambiente:** designa o endereço eletrônico https://www.

Direitos do usuário

1. **Correção:** o usuário poderá solicitar a correção de seus dados pessoais que estejam incompletos, inexatos ou desatualizados a qualquer momento.

2. **Anonimização, bloqueio ou eliminação:** o usuário poderá solicitar a anonimização, o bloqueio ou a eliminação dos dados pessoais a qualquer momento e poderá ser solicitado pelo canal de atendimento disponibilizado para esse fim.

3. **Confirmação e acesso:** o usuário poderá solicitar a confirmação sobre a existência de tratamento e o acesso a seus dados pessoais, inclusive por meio da solicitação de cópias de registros que o prestador tem sobre ele.

4. **Informação sobre compartilhamento:** o usuário poderá solicitar informações sobre terceiros com os quais os dados pessoais foram compartilhados, limitando essa divulgação a informações que não violem a propriedade intelectual ou segredo de negócio.

5. **Revogação do consentimento:** quando aplicável, o usuário poderá optar por retirar o consentimento dado para uma finalidade específica. Essa revogação não

afetará a legalidade de nenhum tratamento realizado anteriormente.

6. **Eliminação:** o usuário poderá solicitar a eliminação dos seus dados pessoais, desde que tratados mediante consentimento.

7. **Portabilidade:** o usuário poderá solicitar, nos limites da legislação aplicável, a portabilidade de seus dados pessoais a outro fornecedor de serviço e produto.

8. **Informação sobre consentimento:** o usuário poderá solicitar informação sobre a possibilidade de não fornecer consentimento e sobre as consequências da negativa.

9. **Revisão de decisões automatizadas:** o usuário poderá solicitar a revisão de decisões tomadas unicamente com base no tratamento automatizado de dados pessoais que afetem seus interesses, inclusive quanto a decisões destinadas a determinar seu perfil.

10. **Oposição:** o usuário poderá se opor ao tratamento dos dados pessoais.

Na área da Saúde, há o parágrafo 7° da Lei que lida de maneira um pouco diferente com o tratamento de dados e com a regulação, em virtude das situações específicas de pesquisa, epidemiologia e ações judiciais, não podendo esses dados ser apagados ou anonimizados.

Incidente de vazamento de dados

O art. 42 da LGPD estabelece que o controlador ou o operador que causar dano patrimonial, moral, individual ou coletivo, no exercício da atividade, em violação à legislação de proteção de dados pessoais, é obrigado a repará-lo.

Em caso de incidente, como acesso indevido, não autorizado, de vazamento ou perda de dados, decorrente de **tratamento** que seja de responsabilidade da uma das partes, independentemente do motivo que o tenha ocasionado, deverá o **controlador** responsável pelo referido **tratamento** enviar comunicação à outra parte por escrito, certificando-se do recebimento, imediatamente a partir da ciência do incidente, contendo, no mínimo, as seguintes informações:

I. Data e hora do incidente;

II. Data e hora da ciência pelo controlador responsável;

III. Relação dos tipos de dados afetados pelo incidente;

IV. Número de titulares afetados;

V. Relação de titulares afetados pelo vazamento;

VI. Dados de contato do encarregado de proteção de dados (DPO) ou outra pessoa junto à qual seja possível obter maiores informações sobre o ocorrido;

VII. (VII) descrição das possíveis consequências e riscos do incidente; e

VIII. (VIII) indicação de medidas que estiverem sendo tomadas para reparar o dano e evitá-lo .

Penalizações da LGPD

Falhas de segurança podem ocasionar multas de até 2% do faturamento anual da organização, no limite de R$ 50 milhões por infração. Caberá à ANPD fixar níveis de penalidade segundo a gravidade da falha e enviar alertas e orientações antes de aplicar as sanções.

As sanções previstas em caso de infrações às regras da LGPD são:

- Advertência com indicação de prazo para adoção de medidas corretivas.

- Multa simples, de até 2% (do faturamento da pessoa jurídica de direito privado, grupo ou conglomerado no Brasil no seu último exercício, excluídos os tributos, limitada, no total, a R$ 50 milhões por infração.

- Multa diária, observado o limite total de R$ 50 milhões por infração;

- Publicização da infração após devidamente apurada e confirmada a sua ocorrência.

- Bloqueio dos dados pessoais a que se refere a infração até a sua regularização.

- Eliminação dos dados pessoais a que se refere a infração.

- Suspensão parcial do funcionamento do banco de dados a que se refere a infração pelo período máximo de 6 (seis) meses, prorrogável por igual período, até a regularização da atividade de tratamento pelo controlador.

- Suspensão do exercício da atividade de tratamento dos dados pessoais a que se refere a infração pelo período máximo de 6 (seis) meses, prorrogável por igual período.

- Proibição parcial ou total do exercício de atividades relacionadas a tratamento de dados.

Exceções: as disposições da LGPD não são aplicadas ao tratamento de dados pessoais para fins exclusivamente particulares e não econômicos; jornalísticos e artísticos; acadêmicos; de segurança pública; de defesa nacional; de segurança do estado; de investigação e repressão de infrações penais; atividades de investigação e repressão de investigações penais; provenientes de fora do território nacional e que não sejam objeto de comunicação, uso compartilhado de dados com agentes de tratamento brasileiros ou objeto de transferência internacional

Observação:

1 Os artigos 46, 47,48 e 49 da LGPD são endereçados aos agentes de tratamento de pequeno porte (consultórios e pequenas clínicas) que, em razão de seu tamanho e eventuais limitações, muitas vezes não têm, entre seus funcionários, profissionais especializados em segurança da informação e necessitam aprimorá-la em relação ao tratamento de dados pessoais.

2 Definição de sociedade empresária, sociedade simples, empresa individual de responsabilidade limitada e o empresário a que se refere o art. 966 da Lei n. 10.406, de 10 de janeiro de 2002 (Código Civil), incluído o microempreendedor individual, com faturamento máximo nos termos do art. 3º da Lei Complementar n. 123, de 14 de dezembro de 2006.

BIBLIOGRAFIA

Lei n. 12.849/2013 – Lei da lava Jato, publicada em 02 de agosto de 2013 no Diário Oficial da União.

Candeloro APP, Rizzo MBM de, Pinho V. Compliance 360°: riscos, estratégias, conflitos e vaidades no mundo corporativo. São Paulo: Trevisan Editora Universitária, 2012.

Aguiar Coimbra M de(Coord.). Manual de compliance: preservando a boa governança e a integridade das organizações. São Paulo: Atlas, 2010.

TRANSPARENCY INTERNATIONAL (IT). Corruption perceptions index 2013. Disponível em: http://cpi.transparency.org/cpi2013/results/. Acessado em: 9 dez. 2014.

A necessidade de comparar os sinais de alerta (red flags) identificados por Albrecht e Romney (1986), Eining; Jones e Loebbecke (1997), Conselho Federal de Contabilidade (1999), Bell e Carcacello (2000), American Institute of Certified Public Accountants (2002) e Wells (2005) em complemento à pesquisa de Murcia e Borba (2007).

Lei n. 13.709, de 14 de agosto de 2018. Lei Geral de Proteção de Dados. Disponível em: http://www.planallo.gov.br/ccivil_03/_ato2015-2018/2018/lei/L13709.htm.

Decreto n. 10.046, de 9 de outubro de 2019. Dispõe sobre a governança no compartilhamento de dados no âmbito da administração pública federal e institui o Cadastro Base do Cidadão e o Comitê Central de Governança de Dados. Disponível em: http://www.planalto.gov.br/ccivil_03/_ato2019-2022/2019/decreto/D10046.htm.

Guia de Boas Práticas para Implementação da Lei Geral de Proteção de Dados Pessoais na Administração Pública Federal. Disponível em: https://www.gov.br/governodigital/pt-br/governanca-de-dados/guia-de-boas-praticas-lei-geral-de-protecao-de-dados-lgp.

de dados com outro país que não o de proveniência, desde que o país de proveniência proporcione grau de proteção de dados pessoais adequados ao previsto nesta Lei (art. 4).

Como conclusão, a importância da (LGPD, na prática médica, é fundamental ante os avanços tecnológicos da Telemedicina, nas suas diversas modalidades, mas que tem no órgão regulatório, CFM, como balizador do ato médico quanto às responsabilidades na coleta e no armazenamento de dados dos pacientes, preservando sempre o sigilo médico e o sigilo de dados. A escolha de plataformas seguras para atendimento de Telemedicina (evitando atendimento no WhatsApp, Zoom, Teams, entre outras) e consentimento do paciente são peças fundamentais para mitigar riscos e, consequentemente, ações judiciais ou multas pela ANPD.

Para o médico, a preocupação e a responsabilidade com as informações de seus pacientes, ante um cenário cada vez mais tecnológico e inúmeros riscos de vazamento de dados, obrigam-no ao conhecimento da LGPD, sempre preservando o sigilo médico, bem como o dados e tendo em mente a prevenção de riscos (compliance), com mitigação de riscos para as instituições e médicos, haverá mais segurança para os pacientes.

CONSELHO FEDERAL DE MEDICINA. Resolução CFM n. 1.643 de 7 de agosto de 2002 – Conselho Federal de Medicina.

CONSELHO FEDERAL DE MEDICINA. Resolução CFM n. 2.293/2021

Marco Civil da Internet (Lei Federal n. 12.965/2014).

Decreto n. 8.771/2016. Regulamenta o marco civil da internet .

13. SERVIÇO FEDERAL DE PROCESSAMENTO DE DADOS. Serpro. www.serpro.gov.br/lgpd/menu/protecao-de-dados.

14. CONTROLADORIA GERAL DA UNIÃO. CGU. Manual para Implementação de um Programas de Integridade. Disponível em: https://www.gov.br/cgu/pt-br/centrais-de-conteudo/publicacoes/etica-e-integridade/arquivos/manual_profip.pdf.

15. CONTROLADORIA GERAL DA UNIÃO. CGU. Programa de Integridade - Diretrizes para Empresas Privadas. Disponível em:

<https://www.gov.br/cgu/pt-br/centrais-de-conteudo/publicacoes/etica-e-integri-

dade/arquivos/programa-de-integridade-diretrizes-para-empresas-privadas.pdf.

14

COLÉGIO
BRASILEIRO
DE CIRURGIÕES
FUNDAÇÃO E
SIMBOLOGIA

LUIZ CARLOS VON BAHTEN, TCBC

A fundação

O Colégio Brasileiro de Cirurgiões (CBC) é uma associação de caráter científico, não governamental e sem fins lucrativos, cujos valores são a ética, o conhecimento, a representatividade, a excelência em serviços, o humanismo e o pioneirismo. É uma intuição que, desde seu início, incorpora aos seus estatutos os objetivos de "melhorar a qualidade do cuidado para o paciente cirúrgico e estabelecer regras de altos padrões para a educação e a prática médica". Foi fundado em 30 de julho de 1929, no salão da Liga de Defesa Nacional, na antiga sede do Hospital da Cruz Vermelha Brasileira, no centro da cidade do Rio de Janeiro. A escolha do seu nome teve com modelo o American College of Surgeons (Estados Unidos). Haviam sido propostos inicialmente os nomes de "Academia Brasileira de Cirurgia" e "Sociedade de Cirurgiões". Em 30 de julho de 1929, criou-se uma comissão para redigir a proposta do estatuto, composta pelos professores Antônio Benevides Barboza Vianna, Agenor Edézio Estellita Lins, Raul Pitanga Santos e Rolando Monteiro – todos chefes de serviços no Hospital da Cruz Vermelha Brasileira, da cidade do Rio de Janeiro. Pode-se dizer, sem medo de errar, que o Colégio Brasileiro de Cirurgiões nasceu dentro da Faculdade de Medicina e da Academia Nacional de Medicina. Até o ano de 1953, todos os presidentes do Colégio Brasileiro de Cirurgiões foram membros da Academia Nacional de Medicina. O primeiro estatuto previa que o CBC teria membros titulares efetivos e estaduais, colaboradores, honorários nacionais, honorários estrangeiros e correspondentes. A estrutura para a entrada de novos membros era similar à de uma academia, pois havia o limite de cem vagas para as duas primeiras categorias, que só aumentariam com a terceira diretoria. O CBC foi, neste início, uma sociedade médica eminentemente carioca.

No dia 7 de setembro de 1929, os fundadores do CBC elegeram a primeira diretoria, composta por 12 integrantes, cujo presidente escolhido foi o Prof. Dr. Augusto Brandão Filho. Ao assumir, convocou uma sessão extraordinária na sede da Cruz Vermelha para aprovação do primeiro regimento interno da entidade. A diretoria decidiu que as sessões ordinárias seriam realizadas bimensalmente no auditório da Sociedade de Medicina e Cirurgia do Rio de Janeiro, com temas exclusivamente científicos e abertas à classe médica e aos estudantes de Medicina. A primeira diretoria terminou a sua gestão com 34 membros, todos titulares. Neste período, foi introduzido o uso das becas e da medalha para os membros titulares.

A simbologia

as sociedades humanas organizadas têm seus símbolos que expressam seus mitos, crenças, cultura, tradições e valores que representem sua memória. O CBC também os tem. Sua simbologia é normalmente apresentada sob a forma de bandeiras, emblemas, escudos, troféus, prêmios e medalhas . O estudo da origem, evolução e significado desses emblemas e sua descrição são objeto de estudo da Heráldica.

Este capítulo apresenta os elementos que formam a simbologia do Colégio Brasileiro de Cirurgiões. A essência da maioria dos elementos apresentados neste documento é especulativa, pois não existe uma narrativa histórica que a comprove sob o prisma de sua origem, simbologia, formas e cores. Como não há documentos comprobatórios, buscou-se retratar esses símbolos por meio do estudo do material documental disponível no CBC. Dividiremos nossa narrativa em sete itens principais: o emblema – escudo; a bandeira; a medalha de membro titular; a medalha de presidente nacional; a medalha do presidente nacional em exercício; a beca preta com lapela verde; e nossa logomarca e seu logotipo.

Emblema – escudo

É a figura simbólica que representa uma coletividade, uma corporação, um agrupamento de pessoas em torno de uma nobre causa em comum a todos os que participam dessa coletividade. A forma oval traz, em sua abstração, a incorporação de movimento contínuo cíclico, mas que se renova, uma vez que não apresenta um ponto de início ou de fim. Grosso modo, representa a plenitude e a perpetuidade.

O escudo é bordeado pela cor dourada, que representa o sucesso, a realização e o triunfo. Esse escudo é dividido em duas áreas: uma central; e uma periférica, ambas bordeadas pela mesma cor dourada.

A área periférica de cor rubi simboliza a luz irradiada pelo sol e, portanto, representa poder e coragem. Nessa área, encontra-se, em cor dourada, acompanhando o movimento da forma oval, o nome do Colégio Brasileiro de Cirurgiões; e, tem na sua base, escrito em algarismos romanos, o ano da respectiva fundação.

A área central, de cor azul em duas tonalidades, simboliza a lealdade, a confiança e a tranquilidade, assim como a harmonia e o equilíbrio necessários à sobrevivência no longo prazo. Incrustada nessa área está, a constelação do Cruzeiro do Sul, símbolo que também integra a bandeira nacional brasileira. A constelação é bordeada por um fio dourado fechado em sua base com um nó cirúrgico verdadeiro. Pendente dele, aparecem duas cabeças de cobra, que, na mitologia grega, remetem ao semideus Asclépio ou Esculápio, e ao seu templo, para onde os doentes eram levados para serem tratados. A cobra de duas cabeças representa a dualidade. O dualismo é um dos elementos fundamentais da metafísica. Na filosofia pré-socrática, o dualismo representa a aparência e a realidade. Na filosofia platônica, ele se mostra na crença da existência de um mundo ideal, que contém ideias eternas; e de um mundo sensível, no qual as coisas estão em constante transformação. Em sentido amplo, traduz a união do espírito e da matéria (Figura 14.1).

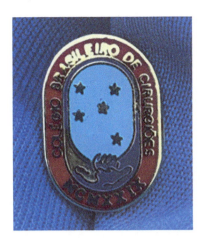
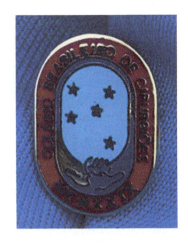

Figura 14.1 | **Emblema do CBC.**
Fonte: Acervo CBC.

Bandeira

As bandeiras representam a soberania das nações e das instituições, refletindo suas origens, valores e história. As medidas de bandeiras, no Brasil, foram normatizadas por um tamanho padrão denominado "pano", que mede 64 cm de largura por 45 cm de altura. Os demais tamanhos são múltiplos ou submúltiplos desse padrão. Como exemplo e como dado histórico, a bandeira do Brasil permanentemente hasteada na Praça dos Três Poderes, em Brasília, mede cerca de 28 panos, ou seja, 17,90 m de largura por 12,60 m de altura, colocada num mastro de 100 m de altura.

A bandeira do CBC encontra-se instalada na sede do CBC, no terceiro andar do prédio, na Rua Visconde da Silva, n. 52, no bairro de Botafogo, na cidade do Rio de Janeiro (RJ).

Ela é uma bandeira do tamanho de dois panos, de cor azul, composta de duas faixas de cor dourada que a dividem em bordas superior e inferior (Figura 14.2). No seu centro, encontra-se o escudo do CBC na cor branca, ressaltando a luminosidade e a tranquilidade.

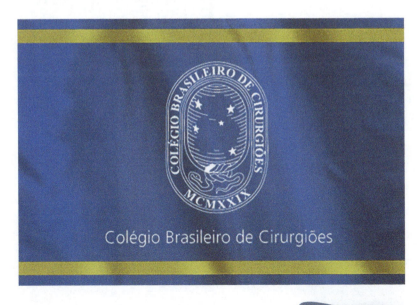

Figura 14.2 | **Bandeira do CBC.**
Fonte: Acervo CBC.

Medalha de membro titular

As medalhas traduzem o testemunho imperecível da história; fixam para a eternidade as artes, a ciência, a música, a ecologia, a numismática, enfim, a cultura de um povo. Surgindo no Renascimento como arte dos escultores e gravadores de relevo, a beleza dessas obras passou a traduzir um fenômeno cultural do qual se podem retirar conclusões até mesmo sobre uma civilização.

Embora, sob o aspecto estético, se assemelhe à moeda em alguns casos, dela difere inteiramente, pois enquanto a primeira tem o poder de compra ou de pagamento de bens e serviços, implícito ou determinado, a segunda se caracteriza pelo valor artesanal, histórico e de pura mensagem cultural e artística.

As medalhas de cor dourada são concedidas como a mais alta conquista em atividades profissionais, associativas e esportivas.

A medalha de Membro Titular do CBC, de cor dourada apoiada em uma faixa amarelo e verde, exalta as cores nacionais. Tem duas faces ou esfinges. Numa delas, estão as cunhas de Hipócrates e Ambroise Paré perfilados e apoiados em folhas de louro. Na anteface desta medalha, está cunhada a constelação do Cruzeiro do Sul olhando para o globo terrestre, envolto por um fio em forma de cobra, transpassado em sua base formando um nó cirúrgico verdadeiro, debruçado sobre um ramo de louros.

A medalha do CBC foi criada em 1929 pelo gravador professor Adalberto Pinto de Mattos (1888-1966) e faz parte do acervo da Casa da Moeda do Brasil. Essa instituição guarda os moldes originais, assim como a primeira cunha. Catalogada com a citação ZP.143 e o número 15PD e encontra-se registrada no livro *Catálogo das Medalhas da República* (Figura 14.3), de Kurt Prober, impresso em junho de 1965, nas comemorações do 4º Centenário da cidade do Rio de Janeiro.

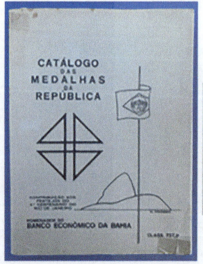
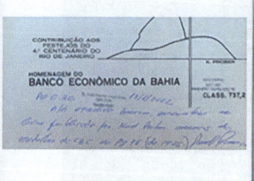

Figura 14.3 | **Catálogo das Medalhas da República.**
Fonte: Acervo CBC.

O ramo de louro

O ramo de louro é associado à vitória. Segundo a mitologia grega, o deus Apolo havia se apaixonado pela ninfa Dafne, mas não era correspondido. Ele a perseguiu, mas Dafne fugiu, pedindo proteção a seu pai, o deus Peneio. Apolo, então, a encontrou e transformou-a num loureiro.

Hipócrates

Conhecido como o pai da Medicina ocidental, nasceu na Ilha de Kós e foi um médico ateniense que apresentava forte rejeição a explicações supersticiosas e míticas para os problemas de saúde e à forma como curar doenças. Seu pensamento retorna fortemente durante o período Iluminista. Enquanto muitos pensadores gregos concentravam seus esforços na natureza em geral ou na moral e política, Hipócrates concentrava-se em observar e compreender o funcionamento do organismo humano, na esperança de encontrar explicações racionais e passíveis de controle e manipulação para os males que atingem a saúde humana.

Hipócrates não apenas foi bem-sucedido em rejeitar a superstição, mas foi também capaz de desenvolver a Medicina a ponto de separá-la da Teurgia, composta por práticas religiosas ritualísticas com objetivo de conectar-se à divindade, no caso para recuperação da saúde. A partir de Hipócrates, a Medicina tornou-se uma disciplina independente, o que resultou no surgimento da profissão de médico.

Ambroise Paré

O francês Ambroise Paré nasceu no início do século XVI. Não era médico e iniciou sua carreira como aprendiz de cirurgião-barbeiro. Em 1533, tornou-se aprendiz e, após estudar Anatomia e Cirurgia, começou a trabalhar. Naquela época, acreditava-se que os ferimentos de projetis de arma de fogo eram venenosos e, por isso, deviam ser tratados com óleo fervente. Em certa ocasião, o suprimento de óleo acabou e Paré inovou, substituindo o óleo quente por uma solução de gema de ovo, óleo de rosas e terebintina, que determinou uma melhora na cicatrização. O fato chamou a atenção do mundo médico e político. Ambroise Paré foi, então, convidado a exercer a função de primeiro cirurgião do Rei Henrique II.

Em 1564, publicou os *Dez Livros de Cirurgia* e, em 1575, aos 65 anos, reuniu todos os seus trabalhos em seu Tratado de Cirurgia, obra com 26 volumes. As obras de Paré, então conselheiro e primeiro cirurgião do Rei, tinham figuras e retratos de anatomia e instrumentos cirúrgicos. Esses livros e sua atividade profissional deixaram sua marca na história da Cirurgia mundial, sendo reconhecido como o patriarca da Cirurgia moderna.

Na anteface desta medalha, está cunhada a constelação do Cruzeiro do Sul, olhando para o globo terrestre, envolto por um fio em forma de cobra, transpassado em sua base sobre um ramo de loureiro, formando um nó cirúrgico verdadeiro.

O Cruzeiro do Sul

Apesar de ser uma constelação menor, o Cruzeiro do Sul (Figura 14.4) é considerada uma das mais importantes, principalmente para os povos do Hemisfério Sul. Ela faz parte das 88 constelações reconhecidas pela União Astronômica Internacional (UAI).

João de Faras, astrônomo da esquadra de Cabral, foi o primeiro a documentar a existência da constelação em forma de cruz, em 1500. Outra referência importante ao Cruzeiro do Sul foi a feita por Florentino Corsali, em 1515, chamando-o de "Cruz Maravilhosa". Entretanto, somente em 1617, por meio de estudos realizados por Augustim Royer, foi estabelecida a denominação "Cruzeiro do Sul".

É uma das formações mais conhecidas do céu meridional. Localiza-se próximo do polo sul e sua visualização só é possível nesse Hemisfério e em algumas regiões do Hemisfério Norte próximas à linha do Equador. A Constelação é composta pela Estrela de Magalhães – a mais brilhante, localizada na parte inferior do braço mais extenso da cruz; Mimosa – a segunda mais brilhante, que representa um dos lados do braço menor da cruz; Pálida – que recebe esse nome pelo fato de ser a estrela menos brilhante e compõe um dos lados do braço menor da cruz; Rubídea – que tem uma coloração avermelhada e representa a parte superior do braço maior da cruz; Intrometida – que é a quinta estrela e recebe essa denominação por não integrar a formação da cruz – sendo menos brilhante que a Pálida, no entanto é de fundamental importância, pois facilita a localização da constelação.

Vários historiadores descrevem a importância náutica da Constelação porque ela estabelece uma direção segura. Provavelmente, o que a trouxe para o CBC, e também para a simbologia nacional, é de origem filosófica. Porém, nosso idioma incorporou o termo "nortear", diferente de "sulear", verbo transitivo direto que significa caminhar em direção ao norte. No sentido figurado – guiar-se numa dada direção geográfica, mas também moral, intelectual.

Em 1991, o físico, antropólogo e museólogo Marcio Campos publicou o texto *A Arte de Sulear-se*, no qual, pela primeira vez, fez-se menção aos termos "sulear-se" e "suleamento". Nessa publicação, ele questiona a demarcação de certos espaços e tempos, períodos e épocas da História Universal e da Geografia que foi imposta pelos países considerados centrais no planeta. No que se refere à orientação espacial, por exemplo, sobretudo com relação aos pontos cardeais e às regras práticas ensinadas, pois essas são práticas apenas para quem se situa no Hemisfério Norte e a partir de lá se norteia. Essa perspectiva influenciou diretamente na elaboração dos globos terrestres, mapas e materiais didáticos, nos quais o Hemisfério Norte sempre foi apresentado para cima, em uma posição superior ao Sul.

No Hemisfério Norte, a Estrela Polar, Polaris, permite o norteamento. No Hemisfério Sul, o Cruzeiro do Sul permite o suleamento.

Paulo Freire, educador, pedagogo e filósofo brasileiro problematiza:

> Apesar disso, em nossas escolas continuamos a ensinar a regra prática do norte, ou seja, com a mão direita para o lado do nascente (leste), tem-se à esquerda o oeste, na frente o norte e atrás o sul. Com essa pseudo regra prática dispomos de um esquema corporal que, à noite, nos deixa de costas para o Cruzeiro do Sul, a constelação fundamental para o ato de sulear-se.

Com esse mesmo pensamento, o educador faz uso do vocábulo "suleá-los". Ele contextualiza vários questionamentos com base nas observações de Marcio Campos, conduzindo à seguinte reflexão: "Ao 'virar as costas ou virar de costas ou nos deixar de costas para o Cruzeiro do Sul – signo da nossa bandeira, não seria uma atitude de indiferença, de menosprezo?". O termo "sulear", na concepção de Paulo Freire, é associado especificamente à epistemologia do saber com a defesa e a valorização da identidade nacional.

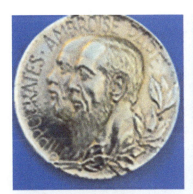
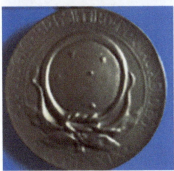
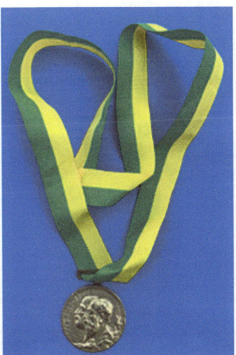
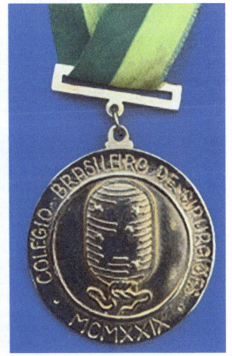

Figura 14.4 | **Reprodução do Cruzeiro do Sul, na imagem inferior à esquerda, numa face da Medalha de Membro Titular do CBC.**

Fonte: Acervo CBC.

Medalha de Presidente Nacional

A medalha do Presidente Nacional do CBC, de cor dourada apoiada em um cordão também dourado, tem duas faces. Numa delas, está a alcunha do escudo do CBC e uma chapa metálica, também dourada, na qual se observa o ano de início e de final da gestão do presidente agraciado com a medalha. Na anteface, está a alcunha do titular do CBC (TCBC) Renato Pacheco Filho.

Renato Pacheco Filho

Nasceu em 1910, no Rio de Janeiro. Ingressou na Faculdade de Medicina do Rio de Janeiro em 1926, tendo concluído seu curso em 1931. Depois de formado, entre os anos de 1931 e 1934, trabalhou como assistente do professor Figueiredo Baena, tanto no Hospital São Francisco de Assis como na Santa Casa de Misericórdia.

Entretanto, a maior parte da vida profissional de Renato Pacheco foi desenvolvida no Serviço de Assistência Pública do Distrito Federal, onde foi nomeado cirurgião auxiliar em 1933. Como médico da Assistência Pública do Distrito Federal, trabalhou de 1933 a 1938; e de 1940 a 1952, no Hospital Souza Aguiar, onde se aposentou como chefe de Cirurgia.

Foi presidente do Colégio Brasileiro de Cirurgiões nos biênios 1955-1957, 1973-1976 e 1980-1982. Durante sua atuação no CBC, a Entidade experimentou um considerável crescimento. Por sua iniciativa, o Colégio deixou de ser uma entidade fechada, democratizando-se. Em vez de ter apenas sua sede no Rio de Janeiro, foram estabelecidas também várias representações pelo território nacional.

Na sua primeira gestão frente ao CBC, concedeu o Título de Membro Honorário Nacional ao então presidente da República, Dr. Juscelino Kubitschek, durante o V Congresso Brasileiro de Cirurgia. No fim da sua segunda gestão, deu-se o início da construção da nossa nova sede.

Em 17 de maio de 1984, foi agraciado com a Láurea de Membro Honorário da Academia Brasileira de Medicina (Figura 14.5). Grande benemérito do CBC Renato Pacheco Filho deixou sua marca registrada no nosso estatuto:

> **Este Estatuto é redigido com o objetivo de servir para consolidação do COLÉGIO BRASILEIRO DE CIRURGIÕES como a única Entidade verdadeiramente nacional, reunindo médicos militantes em todos os ramos da Cirurgia e de outras especialidades afins". Reconhece que o COLÉGIO BRASILEIRO DE CIRURGIÕES precisa ter todos os seus órgãos estatutários dirigidos democraticamente, por eleição direta entre seus membros, e repudia qualquer forma de direção autoritária. Sustenta que será essa a única maneira de atingirmos os objetivos que nos comandam e que continuarão nos assegurando o propósito de representar dignamente a Cirurgia Brasileira. (TCBC Renato Pacheco Filho Grande Benemérito do CBC)**

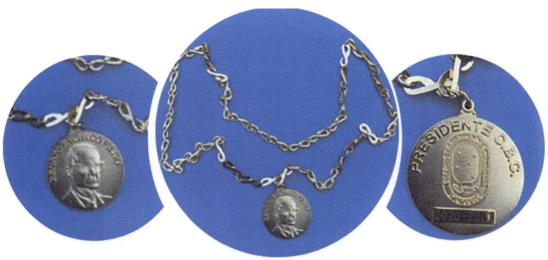

Figura 14.5 | **Láurea de Membro Honorário da Academia Brasileira de Medicina concedida ao Dr. Rento Pacheco Filho.**
Fonte: Acervo CBC.

Medalha do Presidente Nacional em Exercício

A Medalha do Presidente Nacional do CBC é única, sendo sempre de cor dourada apoiada em um cordão com 26 elos entrelaçados também dourados, que representam os 26 estados de nossa Federação.

Esses elos são ligados por um último encadeamento, que representa o Distrito Federal, à medalha propriamente dita, com a forma de uma estrela de oito pontas.

Esta se funde, no seu centro formando-se um círculo com a cunha do escudo do CBC. Cada uma das pontas desta estrela representa um Setor Nacional do CBC. São sete pontas, são sete setores, que se conectam aos elos dos Capítulos Nacionais pela última ponta desta medalha, o Núcleo Central.

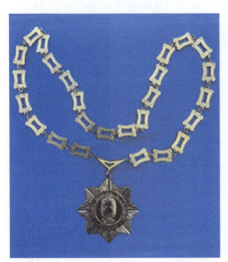
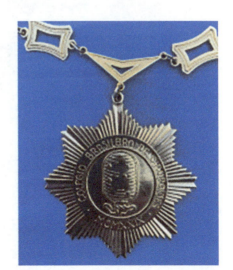

14.6 | **Medalha do Presidente Nacional em Exercício.**
Fonte: Acervo CBC.

Beca preta com lapela verde

As becas ou togas são vestes talares. A expressão "talar" vem do latim, *talus*, que significa "calcanhar". São vestimentas cujo comprimento vai até os calcanhares. É um traje que simboliza poder, dando especial representatividade a quem o usa. Essa vestimenta era utilizada no século VI a.C., em Roma. Quando as legiões romanas saiam para as suas conquistas bélicas, os *Collegiati* acompanhavam os legionários para reconstruir o que fosse destruído pela ação guerreira usando, nesses deslocamentos, uma túnica negra. Assim, essa túnica, beca ou toga representa a reconstrução, o reinício, o recomeço. Posteriormente, foi levada para a Inglaterra pelos bizantinos e, depois, incorporada também na França.

As associações de classe (guildas) a utilizavam para diferenciar os membros que detinham maior conhecimento científico, considerados os professores, os titulares, que transmitiam o seu conhecimento.

No meio acadêmico, foi na França que a beca foi inicialmente inserida nas instituições universitárias, no século XIII, junto à criação da figura do reitor, com a ideia de diferenciar as pessoas, dando importância para os cargos. Foi assim introduzida para demonstrar mérito, responsabilidade social, perseverança, conhecimento, humanidade e, acima de tudo, ética. As becas ou togas se diferenciam pela sua lapela. A cor verde vem da pedra esmeralda e é atribuída às áreas da saúde, em especial à Medicina. O verde significa esperança, liberdade, saúde e vitalidade. É a cor da natureza viva.

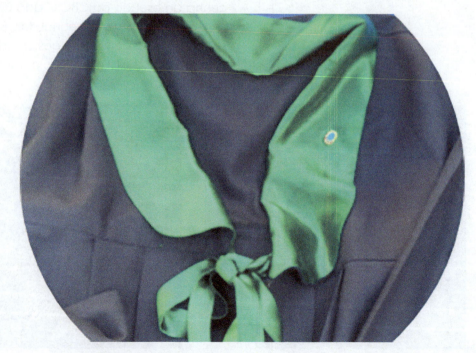

14.7 |
Fonte: Acervo CBC.

Logomarca/logotipo

No *Manual de Identidade Visual*, do CBC, encontra-se descrita a nossa logomarca, revisada no Planejamento Estratégico da Entidade em 2017. A logomarca é formada pela estilização do escudo com dois elementos importantes: o globo terrestre em movimento, indicando um mundo em constante mudança e a necessidade de adaptabilidade das instituições, e o Cruzeiro do Sul centralizado no formato do Brasil e da América do Sul, como nosso símbolo norteador.

O logotipo do CBC é formado pelas letras maiúsculas que formam o nome da Entidade (Figura 14.7).

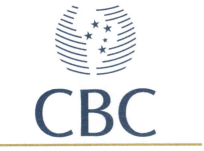

Colégio Brasileiro de Cirurgiões
Figura 14.8 | **Logotipo do CBC.**
Fonte: Acervo CBC.

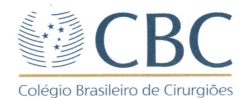

Conclusão

Esses símbolos são utilizados de forma estatutária em nossas cerimônias de posse assim como nas sessões comemorativas, pelos membros titulares, ex-presidentes nacionais e presidente nacional em exercício. Nessas cerimônias, todos esses membros devem estar paramentados com suas respectivas medalhas e com a beca preta com lapela verde.

Passam-se os anos e o que fica são as marcas de um tempo vivido, sentido e vencido. Manter inabalada as nossas tradições nos mantém firmes ancorados em alicerces que foram "concretados" por gerações de bons exemplos.

Nosso propósito institucional é o de liderar a Cirurgia brasileira. E ser líder é ser sempre um exemplo!